AF369836

Tb⁷ 68

T 2573. porté

LEÇONS

SUR

L'ÉCONOMIE ANIMALE.

TOME PREMIER.

LEÇONS

SUR

L'ÉCONOMIE ANIMALE,

Par M. SIGAUD DE LA FOND,

Maître de Mathématiques, Démonstrateur de Physique Expérimentale, de la Société Royale des Sciences de Montpellier, de l'Académie Royale des Sciences & Belles-Lettres d'Angers, &c.

TOME PREMIER.

A PARIS.

Chez Nicolas-Augustin Delalain, Libraire, rue Saint Jacques, à Saint Jacques.

Et à Dijon, chez la Veuve Coignard, & Louis Frantin, Libraires.

M. DCC. LXVII.

Avec Approbation, & Privilége du Roi.

TABLE DES MATIERES

Contenues dans le premier Volume.

LEÇON PREMIERE.

a iij

LEÇON III.

Fin de la Table du premier Volume.

LEÇONS

PREFACE.

La connoiſſance du corps humain & de ſes différentes fonctions, eſt ſans contredit une des plus intéreſſantes de celles qui font l'objet des recherches du Phyſicien. C'eſt dans la conſtruction de cette machine hydraulique, que l'Auteur de la Nature ſemble avoir raſſemblé les opérations les plus ingénieuſes de la Méchanique. Rien ne peut mieux élever l'homme juſqu'à la ſublimité de ſon origine, & le conduire plus ſûrement à la connoiſſance de la main toute-puiſſante qui l'a formé, que le développement des

reſſorts cachés, qui font jouer
les différentes parties de cette
machine. Rien en même-tems
ne peut le flatter davantage, que
le plaiſir de ſe connoître, de
pouvoir ſe former une juſte idée,
& expliquer cette multitude d'o-
pérations ſi variées qui le tou-
chent de ſi près, & qui s'exécutent au dedans de lui-même :
auſſi ai-je toujours remarqué
que les digreſſions, que je me per-
mets aſſez ſouvent dans mes
cours de phyſique expérimentale, lorſque l'occaſion ſe pré-
ſente de faire quelques appli-
cations des principes de cette
ſcience à quelques fonctions
de l'Economie Animale, reveil-
lent d'une maniere ſinguliere

l'attention de mes Auditeurs.

Chargé dans plusieurs Colléges de l'Université, de faire à
la suite de mon cours d'expériences, des leçons particulieres
sur l'Economie Animale, je remarque habituellement que
cette étude, quoique plus difficile, occupe plus particuliere-
ment la plus grande partie de
mes Auditeurs : mais je remarque en même-tems, qu'ils ne
suivent, qu'avec peine, les dé-
tails anatomiques. La multitude
de termes consacrés à l'exposition des parties du corps humain, exige une étude particuliere : sans cela, la description
de ces parties s'efface aisément
de l'esprit, & on ne peut plus

alors se former une juste idée de
leurs fonctions.

Pour remédier à cet inconvénient, & mettre mes Auditeurs en état de profiter, autant
qu'il est possible, du petit nombre de leçons auquel je suis nécessairement restreint sur cet objet, je leur offre un Ouvrage,
dans lequel ces leçons sont un
peu plus étendues, & dans lequel j'ai rassemblé les différentes opinions éparses dans les Ouvrages des plus célebres Physiologistes.

Nous avons, à la vérité, un
assez grand nombre d'excellen-
tes physiologies, faites par de
très habiles Médecins : mais les
unes supposent la connoissance

de l'anatomie : d'autres font trop étendues, & ont été faites pour d'autres vues que celles que nous nous propofons de remplir : d'autres ne nous mettent fous les yeux, que le fyftême de leur Auteur : toutes enfin traitent des queftions fur lefquelles la plus grande partie de ceux qui fuivent mes leçons, & qui fe deftinent à l'état eccléfiaftique, ne doivent point encore être inftruits.

J'ai donc uniquement en vue de confacrer cet Ouvrage à ceux qui, inftruits des principes de la phyfique, veulent fe former une légere idée de l'Economie Animale. Quoique je ne fois pas entré dans un détail anatomi-

que bien circonftancié, je n'ai
point négligé, pour cela, de
donner une defcription fuffifante des parties, dont je me fuis
propofé d'expliquer les fonctions.

J'ai fait enforte que les def-
criptions fuffent claires, préci-
fes & fuffifantes pour un Phyficien, & pour ceux, qui, après
avoir fuivi des démonftrations
particulières, voudroient fe rap-
peller le précis d'une étude plus
longue, & dont les connoiffan-
ces s'effacent fi aifément.

Quant à la partie phyfiologi-
que, j'ai cru devoir ranger fous
un même point de vue, les principales hypothèfes dont on a fait
ufage jufqu'à préfent pour ex-

pliquer chaque fonction. J'ai
analyfé ces hypothèfes, & j'ai
renvoyé par des citations à leurs
Auteurs, afin de mettre mes Lecteurs à portée d'examiner par
eux-mêmes, toutes les preuves
fur lefquelles on s'eft effocé de
les appuyer. J'ai combattu celles qui m'ont paru fauffes, ou
moins folidement établies que
celles auxquelles j'ai donné la
préférence, & que je n'ai adop-
tées, qu'autant qu'elles m'ont
paru conformes aux loix de la
phyfique, & fondées fur des obfervations exactes & conftan-
tes.

Je me croirai fort heureux &
bien dédommagé des peines que
j'ai prifes, fi cet Ouvrage répond

au zèle qui me l'a fait entrepren-
dre, & s'il est aussi favorable-
ment accueilli que les leçons de
physique expérimentale que je
donnai l'année derniere, & auxquelles j'ai été obligé de ren-
voyer quelquefois mes Lecteurs,
pour me renfermer ici dans les
bornes que je me suis prescri-
tes.

J'ai suivi dans cet Ouvrage-ci
le même ordre que je suis habituellement dans les Colléges :
je l'ai divisé en six leçons.

Après avoir donné quelques
notions préliminaires sur les solides & les liquides qui concourent à la formation du corps humain, & après avoir exposé les
principaux caracteres de l'action

élastique & de l'action tonique des fibres, j'ai parlé dans la premiere Leçon, des parties solides, des os, des cartilages, &c.

J'ai exposé en peu de mots, les principaux sentimens des Physiologistes sur la formation des os : j'ai comparé ces sentimens les uns aux autres : j'ai discuté les expériences & les observations sur lesquelles ils sont appuyés, & j'ai cru devoir donner la préférence à celui de M. *Hériffan*. J'ai donné ensuite une description succincte du squelete à laquelle j'ai joint de tems en tems des observations qui m'ont paru mériter quelqu'attention.

J'ai traité dans la seconde Le-

çon, de l'action musculaire. Pour
mettre mes Lecteurs à portée de
saisir le méchanisme de cette
opération, j'ai commencé cette
Leçon par une description générale des muscles : j'ai exposé
après cela, la disposition seulement des différens muscles en
particulier, qui font mouvoir
toutes les parties de notre corps :
j'ai examiné ensuite leur maniere
d'agir, & j'ai fait voir que, quoique la puissance motrice ne trou-
vât pas, dans cette disposition,
l'avantage que la méchanique
pouvoit lui procurer, c'étoit une
attention particuliere du Créa-
teur d'avoir négligé cet avantage
auquel il avoit abondamment
suppléé : j'ai passé ensuite en re-

vue les principaux phénomenes
de l'action musculaire, & je suis
enfin entré dans la discussion des
différentes hypothèses qui ont
partagé jusqu'à présent les Physiologistes pour expliquer cette
opération.

Pour mettre quelqu'ordre
dans l'exposition de ces sentimens, je les ai rangés sous quatre classes. J'ai compris dans la
premiere, tous ceux qui ne font
dépendre cette action, que du
seul influx des esprits animaux.
Dans la seconde, ceux qui la
font dépendre de l'action seule
du sang. Dans la troisieme, ceux
dans lesquels on a recours à ces
deux fluides, & où on les fait
coopérer à cette fonction. Dans

la quatrieme enfin, ceux dans lesquels on n'admet que l'action du sang aidée du ressort des fibres musculaires. Pour développer ces hypothèses avec toute l'attention qu'elles méritent, je me suis spécialement attaché à rapprocher les preuves les plus solides, sur lesquelles elles sont appuyées, & j'ai cru devoir donner la préférence à celle qui fut couronnée en 1753, par l'Académie de Berlin : non pas que je sois persuadé que nous ayons découvert le secret de la Nature, & que nous connoissions le véritable méchanisme de l'action musculaire ; mais parcequ'elle m'a paru plus conforme au génie de la Nature, & exposée à

moins de difficultés que les précédentes.

Je parle dans la troisieme Leçon, du cœur, des vaisseaux &
du sang. Après avoir donné la
description du cœur, de ses différentes parties, & après avoir
exposé leur disposition & leur
usage, je passe à la description
des vaisseaux qui s'abouchent
avec lui : j'en suis les principales
distributions, afin de tracer, autant qu'il est nécessaire, les routes de la circulation, & dans
l'adulte, & dans le fœtus; ce
qui me donne occasion de parler
du trou oval, de son usage &
des avantages qu'il peut procurer quelquefois, lorsqu'il n'est
pas exactement fermé dans l'a-

dulte. J'examine ensuite plusieurs questions intéressantes, relatives à ce fluide précieux qui circule dans les vaisseaux que je viens de décrire ; savoir, 1°. quelle est la nature du sang ? 2°. quelle est sa quantité dans le corps de l'adulte ? 3°. avec quelle vitesse il circule ? Questions, qui, quoique très difficiles, pour ne pas dire impossibles à résoudre, méritent néanmoins toute la curiosité d'un Physicien, & sur lesquelles je discute & rapporte les opinions des plus célebres Physiologistes.

La respiration fait l'objet de la quatrieme Leçon. La connoissance de cette fonction suppose nécessairement celle des diffétes parties qui concourent à sa production, ce qui m'oblige à commencer cette Leçon , par une description de la poitrine : j'examine ensuite les puissances qui concourent aux deux mouvemens de cette cavité, pour produire la respiration , c'est-à-dire, le mouvement d'inspiration & d'expiration : si je m'éloigne ici du sentiment le plus universellement reçu , en rangeant les muscles intercostaux parmi les puissances qui produisent le mouvement d'expiration, on verra que je ne prends ce parti qu'après des observations exactes fondées sur des principes évidents de la méchanique.

Après avoir développé tout le

méchanisme de la respiration, je passe à l'examen de plusieurs questions ; savoir, 1°. quelle est la cause qui détermine la premiere entrée de l'air dans le poulmon, ou comment se produit la premiere inspiration, & comment les deux mouvemens de la respiration se succédent pendant toute la durée de la vie ? 2°. Si nous rendons à chaque expiration tout l'air que nous prenons à chaque inspiration. 3°. Quels sont les effets de l'air que nous respirons. 4°. Quelles sont les qualités nécessaires à cet air, pour qu'il soit propre à produire les effets qu'on en doit attendre ? 5°. Si la respiration est indispensablement nécessaire à l'entretien de la vie animale. 6°. Quelles sont les causes qui peuvent nuire à la respiration ?

Je termine cette Leçon, par l'exposition des différentes opinions qu'on a imaginées pour expliquer la formation de la voix.

Je traite dans la cinquieme Leçon, de la digestion & des sécrétions : après avoir donné une description aussi succincte, que j'ai pû me le permettre, du bas-ventre & de ses parties, je passe en revue les différens systêmes sur la digestion : je les analyse en conservant à chacun les preuves qui paroissent l'étayer davantage, j'examine ce en

quoi ils s'éloignent les uns &
les autres, des obſervations &
loix générales de la méchanique & j'expoſe celui de M. *de
Réaumur*, comme celui qui me
paroît le plus ſimple, le plus
conforme au génie de la Nature, & qui eſt fondé ſur des
expériences faites avec tout le
ſoin poſſible.

Je traite après cela du méchaniſme des ſecrétions. Pour rendre ce méchaniſme plus ſenſible,
& juger plus ſainement des opinions qu'il a fait naître, je donne
une idée des organes ſecrétoires
en général, & du foie en particulier : j'expoſe enſuite, avec
le même ordre que j'ai ſuivi
dans les Leçons précédentes,

les sentimens qui ont eu le plus de crédit dans l'école.

La derniere Leçon traite du cerveau, des nerfs & des organes des sens.

Avant de développer la substance du cerveau & de ses parties, je m'arrête à la considération des meninges, & j'examine succinctement, mais avec soin, cette dispute qui s'est élevée entre les plus célebres Physiologistes, sur leur sensibilité. Je rapporte fidelement le précis des observations qui ont été faites de part & d'autre, & je crois avoir des preuves suffisantes, pour reconnoître une sensibilité marquée dans ces membranes.

La description du cerveau entraîne avec elle l'exposition de
l'origine des nerfs dont je considere la structure, la destination
& l'usage. Je passe ensuite à l'examen des organes des sens que
je considere en général, ensuite
en particulier, en commençant
par l'organe du toucher.

Cet organe qui réside dans la
peau, me donne occasion de
traiter une question, à la vérité,
étrangere à mon objet, mais
qui a fixé depuis long-tems toute
l'attention des plus habiles Physiciens; savoir, quelle est la cause de cette diversité de couleurs
qu'on remarque dans la peau
humaine. Après avoir parcouru
en peu de mots, toutes les va-

riétés qui nous sont connues à
cet égard, & avoir examiné la
position des lieux où ces varié-
tes s'observent, je passe légere-
ment en revue, toutes les opinions qu'on a imaginées pour
rendre raison de ce phénomene : je ne m'arrête qu'à celles
qui paroissent jouir de quelque
crédit, & je préfere celle qui
fait dépendre cet effet du mélange du fluide nerveux avec
certaines parties des autres fluides.

Je passe après cela, à la considération de l'odorat, dont je
décris l'organe. Le goût, son
organe, sa maniere d'être affecté, suivent immédiatement.
L'ouïe & la vue font ensuite

l'objet qui terminent cette Leçon. Je décris d'abord l'organe
de l'ouïe: pour expliquer autant
qu'il est possible, de quelle maniere cet organe se prête & tranf-
met les sons, je rappelle, en
peu de mots, ce que j'ai dit plus
au long dans mes leçons de physique, sur le son consideré dans
le corps sonore, & dans le milieu qui le propage: je conduis
donc ainsi le son jusqu'à l'organe; là j'examine ce qu'il produit sur chaques parties de cet
organe, & quelle est celle qui
paroît chargée de transmettre
jusqu'au cerveau l'impression
qu'elle reçoit.

La description de l'œil pré-
cede aussi le méchanisme de

la vision. Pour développer ce méchanisme , j'examine deux questions; la premiere, quel est le véritable organe de la vue? La seconde , de quelle maniere les rayons de lumiere sont déterminés sur cet organe, & comment ils viennent y peindre l'objet extérieur qui les refléchit?

Cette derniere question me conduit à donner la solution de plusieurs problêmes , qui ont toujours paru mériter l'attention des Physiciens.

1°. Comment voyons-nous les objets dans leur situation naturelle, puisqu'ils paroissent renversés sur la rétine?

2°. Comment remédie-t-on à ces mauvaises dispositions de

l'organe de ceux qu'on appelle *presbytes* & *myopes* ?

3°. Comment n'éprouvons-nous que la sensation d'un seul objet, quoiqu'il se peigne également dans les deux yeux ?

AVIS

Depuis le mois d'Octobre jusqu'au mois d'Avril inclusivement, M. DE LA FOND, qui demeure rue des Fossés S. Jacques, près de l'Estrapade, fait des Cours de Physique Expérimentale, lorsque le nombre des Souscripteurs est assez grand.

LEÇONS

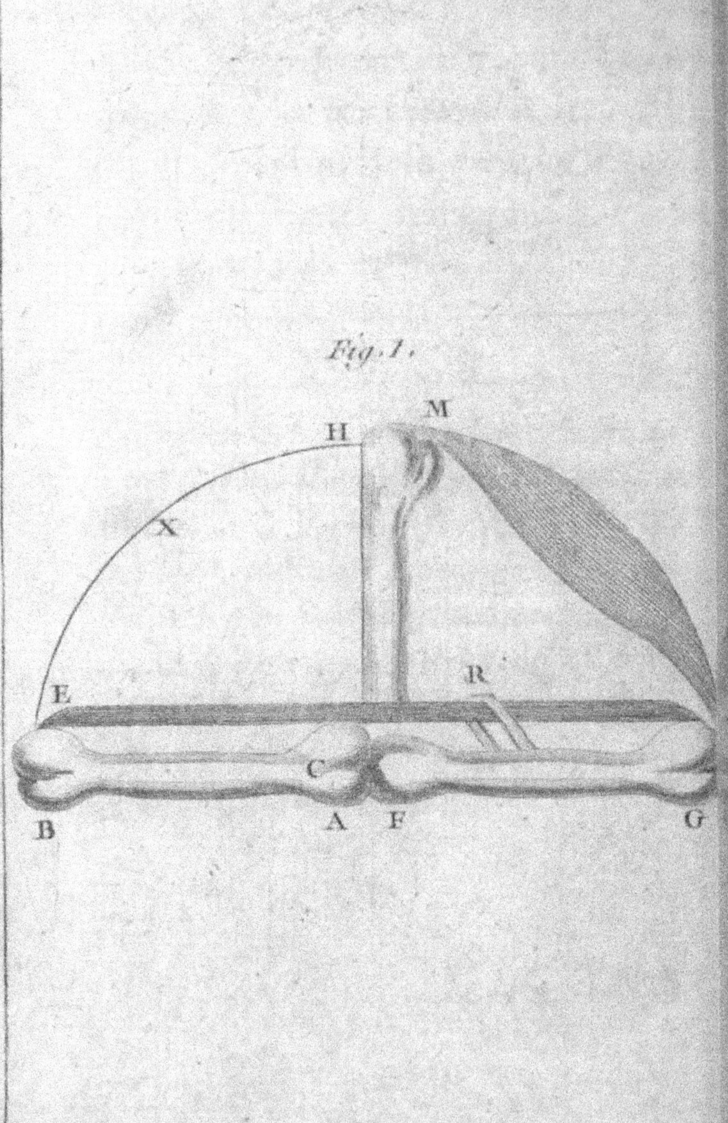
Fig. 1.
H
M
X
E
R
B
C
A
F
G

LEÇONS

SUR

L'ÉCONOMIE ANIMALE.

NOTIONS PRÉLIMINAIRES.

1. L'économie animale, dont je me propose de donner une légere idée, n'est autre chose que le corps de l'homme considéré dans son état naturel; c'est-à-dire, propre à exercer ses différentes fonctions.

Ces fonctions sont de trois especes ; elles sont vitales, naturelles, ou animales.

Les premieres sont celles qui sont immédiatement nécessaires à l'entretien de la vie animale ; telles font la respiration, la circulation du fang & des autres humeurs, auxquelles quelques Physiologiftes ajoutent la fécrétion des efprits animaux.

Les fonctions naturelles font celles qui ne font point néceffaires pour la confervation de l'individu dans tous les inftans de fon être, mais qui cependant lui font effentielles pour fa confervation en général, fon accroiffement & la propagation de l'efpece. Telles font la digeftion, ou chylification, la fanguification, la fécrétion, la nutrition, &c. (1)

Les fonctions animales ne font autre chofe que l'exercice des fens par le miniftere defquels l'ame entre en commerce avec les corps qui nous environnent.

2. La connoiffance de ces trois efpeces de fonctions fuppofe néceffai-

---

(1) Dict. d'Anat. & de Phif. t. 1. p. 390.

rement celle des différentes parties qui entrent dans la composition du corps humain. Nous n'en donnerons néanmoins qu'une légere description ; mais suffisante cependant, pour qu'on puisse se former une juste idée de l'économie animale.

3. Les Anciens divisoient les parties du corps humain en plusieurs especes , qui souffroient elles - mêmes différentes subdivisions : ils les regardoient toutes en géneral , comme spermatiques, ou sanguines, eu égard à leur origine. Considérant ensuite leur composition , ils les distinguoient en similaires & en dissimilaires : celles-ci étoient nommées organiques, ou non organiques , suivant qu'elles étoient destinées à remplir quelques fonctions, ou qu'elles n'en remplissoient aucune. Les organiques se subdivisoient, suivant eux, en animales, vitales & naturelles, relativement à l'espece de fonction à laquelle elles étoient destinées. Ils pou-

foient même plus loin ces divifions ,
ainfi qu'on peut s'en affurer en conful-
tant leurs ouvrages.

Les Modernes ne reconnoiffent que
deux fortes de parties dans le corps humain ; favoir , les folides & les fluides.
Ils rangent dans la premiere claffe
les os , les cartilages , les tendons ,
les membranes , les vaiffeaux , &c.
Toutes ces parties , fuivant eux , tirent leur origine d'une feule , qu'ils
appellent *fibre premiere* ; laquelle étant
fufceptible d'un nombre infini de com-
binaifons variées , peut former toutes
les différences qu'on remarque entre
les parties folides que nous venons
d'indiquer (1). *Berger.* (2) penfe
que cette fibre eft formée d'une efpece
de duvet , qu'il appelle *lanugo* , dont il
prouve l'exiftence par quantité d'obfervations très - curieufes. Le *D. de*

---

(1) Baglivi.
(2) Bergerus , de nat. human.

Haller (1) dit que cette fibre a la forme d'un cheveu, ou d'un petit cylindre : que ses particules les plus grossieres sont terrestres, & qu'elles sont unies entre elles par une espece de *gluten* composé d'huile & d'eau, qui se trouve interposé entre ses parties terrestres.

4. Chaque fibre est naturellement très élastique; c'est-à-dire, qu'elle a la propriété de se rétablir dans son premier état lorsqu'elle a été distendue ou comprimée, si-tôt que la force distensive ou compressive cesse d'agir contre elle.

Tous les Physiologistes reconnoissent cette propriété dans les fibres; mais ils ne sont pas tous d'accord entre eux sur son intensité. Les uns prétendent que les fibres du corps humain sont parfaitement élastiques, c'est-à-dire, qu'elles se rétablissent parfaite-

____

(1) Comment. sur la Physiol. de Boerrhaave.

ment dans leur premier état & avec la
même force avec laquelle on les en a
fait fortir. Les autres foutiennent que
ces fibres ne font qu'imparfaitement
élaftiques, puifqu'il arrive fouvent
que des fibres animales diftendues
ne reviennent point à leur premier
état, avec une force égale à celle qui
les a diftendues, mais avec une force
inférieure.

Quoique je fois bien éloigné de
croire que les fibres animales foient
parfaitement élaftiques, je crois néanmoins devoir faire remarquer ici que
l'obfervation qu'on apporte contre la
parfaite élafticité de ces fibres, ne
prouve nullement ce qu'on avance:
car les fibres dont il eft queftion dans
cette obfervation, ne font point des
fibres fimples. Quelques ténues qu'on
les fuppofe, elles font encore compofées de plus petites fibrilles qui n'ont
point, toutes, la même force, & qui
conféquemment, ne peuvent point

toutes supporter, sans se rompre, le même degré de tension : d'où il suit que si on augmente cette tension jusqu'au point de briser quelques fibrilles qui concourent à former la fibre distendue ; cette fibre perdra par cette rupture, une partie de la force avec laquelle les fibrilles rompues l'eussent aidée à se rétablir dans son premier état ; elle y reviendra donc avec une force inférieure à celle de la puissance distensive, sans qu'on puisse en conclure qu'elle ne soit pas parfaitement élastique.

5. Quoique les fibres animales ne soient point parfaitement élastiques, on ne peut disconvenir que la force avec laquelle elles se rétablissent dans leur premier état, n'augmente à proportion que la force distensive augmente.

On remarque bien plus, que la réaction de la fibre distendue obtient fon effet, dans le tems même que la force diftenfive agit contre elle. Perfonne n'ignore qu'une corde de baffe, par exemple, ou de tout autre inftrument de cette efpece, rend un fon moins aigu que celui qu'elle rendoit la veille, quoiqu'elle demeure également alongée. Dans un concert de plufieurs heures, on eft ordinairement obligé de reprendre plufieurs fois le *La*; parceque les cordes des viölons baiffent pendant ce tems.

Cette obfervation qui paroît de peu de conféquence, devient néanmoins très-intéreffante dans la pratique. En effet, les fibres du corps humain font foumifes aux mêmes loix, que les cordes dont nous venons de parler; puifque ces dernieres font compofées de fibres animales. Par conféquent, fi quelques fibres font diftendues par une inflammation quelconque, leur tenfion fera moindre le lendemain, quoique ces fibres demeurent également alongées : d'où il suit, qu'une inflammation qui subsiste dans le même degré, souffrira le lendemain des remedes irritans, qu'on n'auroit osé administrer la veille : il suit encore de-là, que la saignée est plus utile le premier jour qu'il survient une inflammation, que les jours suivans.

6. Si la tension des fibres diminue tandis que la même force distensive déploie son action contre elles ; cette tension augmente après que cette force a cessé d'agir. On remarque en effet, constamment, qu'une corde d'instrument étant relâchée, acquiert après ce relâchement un certain degré de tension : une corde de basse, par exemple, rend un son plus aigu quelque tems après avoir été relâchée, qu'au moment de son relâchement. Il en est de même des fibres du corps humain qui restent dans le relâchement, après avoir été tendues : leur ton augmente sensiblement. C'est ce qui arrive pendant le

sommeil : les parties étant alors relâ-
chées , augmentent en tension vers
le matin : ce qui fait que le sommeil rétablit les forces épuisées par la
veille.

Cette tension que les fibres acquerent pendant leur relâchement , ne
s'acquiert point tout-à-coup : elle ne
survient que successivement ; & l'intensité de cet effet n'est jamais plus
marquée, que lorsque le relâchement
se fait insensiblement & par grada-
tions. On remarque en effet que si on
relâche deux cordes d'instrument d'une
quantité égale , mais en des tems iné-
égaux ; c'est-à-dire , que si l'une des
deux est rélâchée subitement , & l'autre par intervalles , la première de-
meurera très-lâche; parceque ses parties
n'auront point eu le tems de se rapprocher & d'acquerir un certain degré
de tension; tandis que l'autre ayant été
rélâchée peu à peu , ses parties auront
eu le tems de se rapprocher & d'ac-

querir quelques degrés de tension.

C'est pourquoi, toutes choses égales d'ailleurs, une hémorrhagie subite produit un très-grand relâchement & une foiblesse extrême; au lieu que celle qui ne se fait que gouttes à gouttes, ne produit qu'une légere foiblesse.

De-là vient aussi, qu'une saignée faite à plein canal, affoiblit beaucoup plus, que celle dont l'ouverture est très-petite, & elle affoiblit même plus que plusieurs saignées faites à quelque distance les unes des autres, quoique ces dernieres évacuent quelquefois une plus grande quantité de sang, que ne pourroit évacuer une saignée copieuse, qu'on feroit en une seule fois.

7. Les fibres animales jouissent encore d'une autre propriété qui a beaucoup d'analogie avec la force élastique, ce qui a donné occasion à plusieurs de confondre ces deux proprié-

tés : celle dont je veux parler ici , est
connue sous le nom *d'action tonique*.
C'est cette faculté qui convient à toute
partie sensible , & en vertu de laquelle
elle tend à se retirer , sans avoir été
distendue auparavant.

Cette force ne doit point également
être confondue avec l'*action muscu-*
laire , dont nous parlerons dans la
Leçon suivante : car l'action tonique ne
dépend aucunement de la volonté à laquelle l'action musculaire est soumise :
bien plus l'action tonique appartient à
toute partie sensible quelconque ; la
musculaire ne convient qu'aux parties
charnues , & si ces deux forces produisent un raccourcissement dans les parties dans lesquelles elles se font observer, celui qui est produit par l'action
musculaire , est beaucoup plus grand
que celui qui dépend de l'action
tonique.

Pour ne point confondre l'action

tonique avec la vertu élastique, il faut remarquer que cette derniere ne peut obtenir son effet, qu'à la suite d'une distension ou d'une compression, & que cette même force ne peut augmenter, que la tension ou la compression n'augmente ; au lieu que l'action tonique existe ou augmente, sans aucune tension précédente.

Un second caractere qui distingue ces deux propriétés des fibres ; c'est que l'action élastique appartient à toute fibre quelconque, & que l'action tonique ne convient qu'à celles qui font sensibles & irritables. De-là les os n'ont aucune action tonique, quoiqu'ils soient fortement élastiques. Enfin la vertu élastique subsiste après la mort: l'action tonique périt avec l'animal.

8. L'action tonique dépend de la disposition du cerveau, ainsi qu'il est aisé de s'en convaincre, par les différens phénomenes qu'elle nous

préfente à examiner : elle eſt beaucoup plus forte dans ceux qui ont les idées vives, que dans ceux qui ont l'imagination lente & tardive. Les paſſions de l'ame l'augmentent ou l'affoibliſſent. Dans la colere, par exemple, on ſent de nouvelles forces : on eſt capable de plus grands efforts. Les forces au contraire, diminuent dans la crainte ; le froid ſurvient & l'action tonique eſt très foible. Mais quelle eſt la cauſe immédiate de cette action ? Comment ſon intenſité augmente-t-elle, ou diminue-t-elle ? C'eſt ce que nous ne pouvons point déterminer : preſque tous les Phyſiologiſtes regardent le genre nerveux comme la cauſe de cette action, & en cela nous ſommes d'accord avec eux : mais ils expliquent l'action des nerfs par le flux des eſprits animaux (1). C'eſt en cela que

____

(1) Baglivi, Théſe ſoutenue aux Écoles de Paris : Janv. 1764. An tonus partium à ſpiritibus ? affirmativè.

nous abandonnons leur parti. Le fluide qu'ils admettent est un fluide imaginaire que nous ne croyons pas devoir reconnoître selon les régles de la saine physique, ainsi que nous aurons occasion de le démontrer dans la seconde Leçon, où nous traiterons de l'action musculaire.

Telles sont en peu de mots les principales propriétés des fibres, & qui conséquemment, conviennent à presque toutes les parties solides que nous avons énoncées ci - dessus, & qui doivent leur origine aux fibres.

9. Outre les solides dont nous avons fait mention, les Physiologistes admettent encore différens fluides comme parties constituantes du corps humain. Ces fluides sont connus sous le nom général d'*humeur*, Les Anciens n'en n'admettoient que deux, auxquelles ils rapportoient toutes les autres ; sçavoir, *l'humide radical*, qui

naît avec nous, & celui qui s'engendre continuellement pendant le cours de notre vie. Mais cette division n'étoit pas assez exacte pour caractériser toutes les différentes especes d'humeurs qui font partie du corps humain : auſſi les Modernes les diviſent-ils en trois claſſes. Ils rangent dans la premiere, celles qu'ils appellent *humeurs nutritives* : dans la ſeconde, celles qu'ils nomment *recrémentitielles* & dans la troiſieme, celles qu'on connoît ſous le nom d'*humeurs excrémentitielles.* Quelques-uns (1) en admettent une quatrieme claſſe, qu'ils appellent *neutres.*

On entend par humeurs nutritives, celles qui ſont deſtinées à reparer les pertes continuelles de ſubſtance, auxquelles le corps de l'homme eſt expoſé. On en compte trois de cette eſpece ; ſavoir, le *chyle*, le *ſang* & la *lymphe.*

____

(1) Fizes. Tract. de Phyſiolog.

Les humeurs de la seconde classe, sont celles qui sont séparées de la masse du sang, dans quelques couloirs particuliers, pour servir à quelques fonctions. Telles sont la *salive*, le suc *gastrique*, le suc *pancréatique*, la *bile*, &c. La partie surabondante de ces humeurs peut être regardée comme excrémentitielle.

Ces dernieres sont séparées du sang, pour être poussées au dehors. Telles sont l'*urine*, la *matiere* de la *transpiration*, celle *de la sueur*, le *mucus du nez*, le *cérumen des oreilles*, les *larmes*, la *chassie*, &c.

Les humeurs de la quatrieme classe, qu'on regarde comme *neutres*, sont celles qu'on ne peut, à proprement parler, ranger dans les trois classes précédentes. Telles sont la *graisse*, la *moeile*, la *synovie*, l'*humeur aqueuse des yeux*, &c.

Nous parlerons de la nature de ces différentes humeurs & de leur usage, lorsque nous traiterons des fonctions auxquelles elles sont destinées, ou lorsque nous considérerons les parties auxquelles elles se rapportent. Nous allons examiner dans la premiere Leçon, les *os*, les *cartilages* & les *ligamens*..

LEÇON PREMIERE.

Des Os, des Cartilages & des Ligamens.

10. La considération des os donne naissance à cinq questions, qui me paroissent assez intéressantes. 1° Quelle est la formation des Os ? 2°. Combien distingue-t-on de substances dans les os ? 30. Quelles sont les particularités qu'on remarque dans les os ? 4°. Comment sont-ils unis entr'eux ? 5°. Quel est leur dénombrement ?

Nous allons examiner ce qui concerne les os, en suivant l'ordre que nous venons d'indiquer.

11. La formation des os a fait naître plusieurs sentimens. On sait combien *Clopton-Havers*, *Gagliardy*, *Malpighi*, *Kerckringius*, & plusieurs autres, ont fait de recherches sur cette matiere. Nous ne pouvons point nous permettre d'entrer ici dans le détail de toutes les

opinions qu'ils nous ont proposées; elles sont trop peu conformes à l'expérience & aux observations , pour que nous puissions nous y arrêter.

Je ne parlerai donc point ici du sentiment de ceux qui prétendent que la formation des os dépend de l'endurcissement des extrémités épanouies des tendons. On remarque , disent les Partisans de cette opinion , que dans les jeunes sujets , les extrêmités des tendons se développent & s'épanouissent en s'attachant au périoste ; de maniere qu'en enlevant cette membrane , on enleve avec elle tous les tendons. On remarque encore , continuent-ils , que les tendons tiennent à l'os même dans les adultes , & on cesse alors de distinguer les fibres qui en partoient & qui s'étendoient entre celles du périoste ; ce qui prouve que ces fibres se sont ossifiées. On saisit aisément au premier abord la contradiction manifeste qu'emporte avec elle cette explication

fur la formation des os. Car comment
pourroit-il fe faire que leur généra-
tion fût dûe à l'endurciſſement des
extrémités épanouies des tendons ;
puiſqu'on prétend que ces extrémités
s'attachent & fe collent au périoſte qui
enveloppe l'os , & conſequemment
qu'on le ſuppoſe déja formé , avant
que ces extrémités tendineuſes puiſſent
s'y attacher ?

12. Parmi les différens ſentimens
qu'on a imaginés juſqu'à préſent ſur la
formation des os , je n'en connois que
trois qui méritent toute l'attention des
Phyſiciens. Dans le premier , on fait
dépendre l'oſſification d'un ſuc gelati-
tineux qui prend ſucceſſivement différens degrés de conſiſtance , depuis la
fluidité , juſqu'à l'oſſification la plus
complette. Ce ſentiment qui nous apprend que toutes les parties de notre
corps ſont originairement fluides , paroît confirmé par quantité d'obſervations conſtantes , & n'être qu'une ſuite

d'une Loi générale que plusieurs disent avoir observé dans la Nature, en vertu de laquelle différens fluides acquérent certains degrés de consistance, & parviennent insensiblement jusqu'à former des solides. *Srenon* (1), *Baglivi* (2), *Santorini* (3) & quantité d'autres Naturalistes prétendent que les corps les plus solides, qui font parties des trois regnes de la Nature sont tous originairement fluides.

On ne nie point dans le second sentiment que nous allons exposer, que ce suc gelatineux ne concoure à la formation des os; mais on prétend que ce n'est que par l'intermede d'une membrane, qu'il opere l'ossification. Ce sentiment, qui fut autrefois réfuté par *Albinus* (4), vient d'être renouvellé par

---

(1) De solid. intra solid. contento. p. 15.
(2) De Vegetat. lapid.
(3) De Fibrar. motu.
(4) Icones ossium fœtus. p. 150

un célébre Académicien (1) qui veut
que le périofte (membrane qui recouvre tous les os , à l'exception de la
partie extérieure des dents & des parties ofleufes qui font renfermées dans
quelques cavités) foit l'organe où fe
forment les fucs deftinés à l'offification.
L'analogie engagea M. *Duhamel* à em-
braffer cette opinion , & l'expérience
le confirma dans cette idée. Ce célebre
Naturalifte avoit obfervé que la partie
herbacée de l'écorce des arbres, cette
partie qu'on appelle *le livre*, s'endur-
cifloit & devenoit ligneufe : il confi-
dera enfuite que le périofte qui recouvre l'os , étoit par rapport à cet os , ce
que le livre eft par rapport à l'arbre , &
que de même que les couches de la partie herbacée deviennent fucceffivement
ligneufes, il paroiffoit naturel de conclure que les lames du périofte devien-

____

(1) Duhamel , Hift. de l'Acad. Roy. des
Sienc. an. 1739. 41, 43, 46.

nent succeſſivement oſſeuſes. Il eût enſuite recours à l'expérience pour vérifier cette idée : il fit manger de la garance (1) à pluſieurs animaux, & il ob-
ſerva que les lames oſſeuſes qui ſe formoient, pendant le tems que ces animaux ſe nourriſſoient de cette ſubſtance, acquéroient une couleur rouge. Il
leur fit ſupprimer cette nourriture, &
il vit que les lames qui ſe formoient
alors, jouiſſoient de leur couleur naturelle. Il en déduiſit encore par analogie, une formation ſucceſſive de ces
lames par l'oſſification ſucceſſive des
couches du périoſte, de même que les
couches ligneuſes de l'arbre ſe forment
ſucceſſivement par l'endurciſſement des
couches de la partie herbacée. Il regarde donc le périoſte comme l'os lui-

---

(2) La garance eſt une plante dont on tire
une teinture incarnate fort belle. Conſultez le
Diction d'Hiſt. Natur. de Bomare. Le Traité
de la Garance par M. Duhamel du Monceau.

même

même dans un état de mollesse , & il assure que le *cal* qui survient après une fracture , n'est autre chose qu'un endurcissement du périoste , qui le conduit insensiblement à l'état de l'exostose la plus complete.

13. Quoique ce sentiment fût contraire à celui de *Boerrhaave* (1) & aux observations de plusieurs grands hommes , telles que celles de *Benninger* (2) qui démontrent que le suc gélatineux des articulations forme des tufs sans l'intermede d'aucune membrane , celles de *de Heyde* (3 qui a remarqué qu'il suinte de tous les points de la fracture d'un Os , une liqueur rouge , semblable à du sang , laquelle devient ensuite plus pâle , se fige & acquiert la consistance d'un cartilage , pour devenir osseuse , &c. ce sentiment

---

(1) Prælect. in Institut. rei med. n. 476.
(2) Benninger , L. 1. Obser. 31.
(3) Centur. Obser. n. 55.

Tome I. B

néanmoins a trouvé & trouve encore
de célebres Partifans (1). La clarté que
cet habile Académicien répand dans
tous fes Ouvrages, les obfervations fur
lefquelles il appuie fes idées, les expériences qu'il cite en faveur de fon
opinion, firent balancer pendant long-
rems le célebre *de Haller*, entre le fentiment de *Boerrhaave* & le fien, & il
ne fe déclara en faveur du premier,
qu'après avoir fait une fuite d'expériences qui paroiffent emporter la conviction avec elles (2).

Voici en peu de mots le raifonne-
ment qui le guida dans fes recherches.
Si le cal qui furvient aux fractures des
os, n'eft autre chofe que le périofte
endurci; ce cal fera néceffairement de
même couleur que le périofte, dans un

---

(1) De la Sonne Mém. de l'Acad. Roy. des
Sciences, an. 1751, 52. Schwenke Journ. de
Harlem. T. I, &.

(2) Mémoire fur la formation des Os,

animal nourri de garance. Si au contraire le cal se trouve affecté des im-
pressions de la garance, & que le périoste n'en soit nullement affecté, nous
pourrons conclure que le périoste ne
produit point le cal, ni conséquemment
les os. M. *de Haller* confia le soin de
ces expériences à M. *Detelf* qui en fit
un grand nombre, & qui se trouvent
détaillées dans le Mémoire que nous
venons de citer. Voici en peu de mots
les résultats de ces expériences (1).

» Rien ne change de couleur dans
» un animal nourri de garance que les
» os. Le périoste, les cartilages, les
» ligamens & les tendons ne perdent
» rien de leur blancheur naturelle. Les
» os deviennent plus rouges, & cette
» couleur paroît d'autant plus prompte-
» ment, qu'ils sont plus jeunes, & que
» la dose de garance a été plus forte.
» Trois jours de pâtée & une dragme

____

(1) Idem. p. 9.

» de garance , suffisent pour teindre
» en rouge les os d'un pigeonneau , &
» à peine ces os prennent-ils une cou-
» leur de rose , après trois mois de
» pâtée , quand le pigeon est parvenu
» à un âge formé «.

Non-seulement les grands os rougis-
sent , mais encore toute portion d'os
quelconque , tous les noyaux osseux ,
renfermés dans des membranes , ou
dans des cartilages. Cette couleur rouge se dissippe & disparoît , lorsque les
animaux ne font plus usage de garance,
& qu'ils reprennent leur nourriture ordinaire.

Ces expériences faites avec tout le
soin possible , & répétées avec le même succès , sur plusieurs animaux , le-
verent tous les doutes que le sentiment
de M. *Duhamel* avoit jettés dans l'esprit du D. *de Haller*. Il vit alors manifestement , que le cal ne provenoit
point d'un endurcissement du périoste;
& plusieurs autres expériences dans le

detail desquelle nous ne pouvons point nous permettre d'entrer, mais qu'on trouvera détaillées dans le même Mémoire, lui firent tirer les conséquences suivantes sur la formation des os.

1°. Le cal des os est formé par un suc gelatineux, qui suinte des extrémités fracturées, & sur-tout de la moelle qui s'épanche.

2°. Ce suc s'épaissit par degrés, devient une gelée tremblante qui passe par différens degrés de consistance, & devient à la fin cartilagineux.

3°. Il se forme dans ce cartilage, comme dans l'ossification naturelle, des noyaux osseux qui grandissent, qui se réunissent, & qui effacent peu à peu la substance cartilagineuse.

4°. Le cal tout-à-fait formé est un véritable os spongieux, comme les extrémités des os longs; mais avec le tems, il devient plus compacte.

5°. Il naît dans le cal, des vaisseaux qui se rendent aux noyaux osseux, comme dans l'ossification naturelle.

6°. Le périoste n'a aucune part à la réunion des os fracturés. Il ne fait point partie du cal, puisqu'on ne le voit point renaître, que lorsque le cal est bien avancé.

13. * Quoique les expériences que le D. *de Haller* cite en faveur de son opinion, paroissent détruire de fond en comble celles M. *Duhamel*, & faire voir d'une maniere sensible, qu'on ne doit point regarder l'ossification comme un endurcissement du périoste, j'ai cru qu'elles méritoient néanmoins d'être examinées avec soin. J'en repetai plusieurs il y a quelques années, & je crus m'appercevoir alors que non-seulement les os acquéroient une couleur très rouge & très foncée dans un animal nourri de garance, mais encore que les cartilages acqueroient aussi une foible teinte de cette couleur. Trop préoccupé de l'opinion de M. *de Haller*, je ne m'attachai

alors qu'au périoste , & comme sa couleur naturelle ne me parut aucunement altérée , je tins pour le sentiment du célebre *de Haller*. J'étois un de ses plus zélés partisans , lorsque quelqu'un me parla des expériences de M. *Herissan* , sur l'ossification : je consultai aussitôt le Mémoire que ce célebre Médecin nous a donné sur cette matiere , je répétai les expériences qu'il y expose , & je fus convaincu à n'en pouvoir douter , qu'on ne doit point regarder les os , comme le seul produit d'une liqueur gélatineuse qui prend successivement différens degrés de consistance depuis la fluidité , jusqu'à l'ossification la plus complette , mais qu'ils sont composés comme nous le démontrerons plus bas d'une espece de parenchyme rempli d'une matiere crétacée. Je repetai encore quelques unes des expériences de M. *de Haller* , & je vis sensiblement que les cartilages

B iv

acqueroient une teinte pâle à la vérité
de couleur de roses.

Si l'on s'en rapporte aux expériences
de M. *Heriſſan*, on verra qu'il n'y a
que la ſubſtance cretacée qui eſt très
abondante dans les os, qui ſe teigne
de la couleur de la garance ; que les
cartilages qui n'en contiennent qu'une
très petite quantité , n'acquerent à
cauſe de cela que très peu de couleur,
& que les membranes, telles que les
ligamens, le périoſte, n'en acquerent
aucune , parcequ'ils ne contiennent
aucunement de cette matiere crétacée.

L'opinion de M. *Duhamel* n'eſt donc
point auſſi éloignée de la vérité, que
le prétend le D. *de Haller* ; & ſi nous
repétons avec ſoin les expériences de
M. *Heriſſan* (1), nous verrons que le
périoſte entre pour quelque choſe dans

---

(1) Mem. de l'Acad. des Scienc. an 1758.
pag. 322.

la formation des os. En effet , ces organes sont composés de quatre substances principales si élémentaires. La premiere est de nature cartilagineuse. La seconde est purement terreuse & crétacée. La troisieme est un suc visqueux, ou mucilagineux , qui colle intimement la substance cretacée à la substance cartilagineuse. La quatrieme enfin est un tissu celluleux & membraneux qui est une production du périoste. La premiere de ces quatre substances, dit ce célébre Médecin (1) , sert comme de base à la seconde : elle en est même comme l'organe sécrétoire, en ce que c'est entre les différentes mailles de l'espece de reseau qu'elle forme, que se dépose la matiere crétacée : c'est cette derniere qui donne aux os la solidité que nous leur connoissons & cette qualité varie en plus & en moins , suivant que cette matiere

____

(1) Mém. de l'Acad. des Scienc. en 1758 , pag. 412.

est plus ou moins abondante : la premiere partie forme comme une espece
de parenchyme cartilagineux qui ne
s'altere jamais, ainsi que la portion
membraneuse fournie par le périoste :
l'une & l'autre donne aux os un certain degré de souplesse qui leur est
nécessaire pour les empêcher de se
casser trop aisément. La combinaison
des quatre especes de parties qui entrent dans la composition des os & qui
peut souffrir différentes variations,
nous fournit un moyen aussi simple
que sûr, de rendre raison des altéra-
tions assez fréquentes qui arrivent à
la substance de ces organes. Mais
comment peut-on demontrer l'existence
de toutes ces différentes parties? Elle se
demontre par les expériences suivantes.

Sciez différens morceaux d'os, &
formez en des espéces de lames assez
minces que vous laisserez tremper pendant quelque tems, dans une liqueur
faite d'une partie d'esprit de nitre

fumant & de quatre parties d'eau claire :
lorsqu'elles y auront trempé pendant
l'espace de quelques heures, vous ob-
serverez que ces lames osseuses seront
devenues semblables à des morceaux de
membranes, & si vous les laissez sécher
ensuite, elles ressembleront assez bien
à des morceaux de vessies dessechées.
M. *Herissan* a remarqué en faisant
cette expérience, que lorsque les lames
osseuses étoient un peu trop épaisses
& qu'elles n'avoient pas suffisamment
trempé dans la liqueur, elles ressembloient alors à des morceaux de cartilages frais & qu'elles conservoient
encore la même forme ; c'est-à-dire,
qu'elles ressembloient à des cartilages
secs, lorsqu'elles étoient dessechées.

Peut-on dire que dans cette expérience, il ne se fasse qu'un simple
ramolissement de la substance osseuse,
comme il paroîtroit assez naturel de le
soupçonner, & comme on le croyoit
anciennement lorsqu'on faisoit trem-

per des os dans des acides : non
certainement ; car fi on a foin de pefer
les lames offeufes avant que de les fou-
mettre à l'action de la liqueur de M.
Heriffan , on remarquera après l'expérience , qu'elles auront perdu près
de la moitié de leur poids. Il fe fait
donc une véritable décompofition de
la fubftance offeufe ; il s'en fépare donc
une partie même très confidérable ,
& c'eft cette partie de l'os qu'il eft
important d'examiner avec foin. Voici
le procédé que M. *Heriffan* fuivit dans
dans cette recherche : il fit tremper
féparément des os dans des bocaux ,
& ils les laiffa en macération , pendant plufieurs jours , jufqu'à ce qu'ils
fuffent tous fuffifamment ramollis: il fit
enfuite évaporer à une chaleur douce ,
toute la liqueur qui avoit fervi à cette
opération , & lorfqu'elle fut évaporée
jufqu'à pellicule , il la laiffa refroidir :
il trouva alors au fond du vafe dont
il s'étoit fervi , une matiere congelée

en forme de cryſtaux jaunâtres qui
reſſembloient à des lames applaties,
comme beaucoup de ſels neutres
vitrioliques, à baſe terreuſe ; mais ils
étoient extrèmement tendres & fria-
bles : ils paroiſſoient un peu gras &
ils retenoient beaucoup d'eau dans leur
cryſtaliſation ; ce qui leur donnoit la
faculté de ſe liquéfier au moindre
degré de chaleur. Enfin remarque cet
habile Médecin, ce ſel qui eſt un vrai
nitre à baſe terreuſe, formé par la
combinaiſon de l'acide nitreux avec
ce qu'il a pu diſſoudre des os, avoit
une ſaveur très piquante : il s'hu-
mectoit à l'air, & le feu en enlevoit
facilement l'acide. Ce ſel ſe décom-
poſe aiſément par les ſels alkalis fixes,
qui en ſéparent la terre, il détonne
très peu ſur les charbons ardens, & il
reſſemble par les propriétés que nous
venons de lui attribuer, aux ſels nitreux, formés de la combinaiſon des
terres abſorbantes avec l'acide nitreux.

& il en differe en ce qu'il est beaucoup plus suceptible de crystallisation. L'acide nitreux, conclud M. *Herissan*, dissout donc non-seulement la partie terreuse des os, mais il se charge encore d'une matiere grasse & gélatineuse, à la faveur de laquelle il forme un nouveau sel nitreux à base terreuse, qui differe des autres, en ce qu'il est moins déliquescent.

Si on fait calciner dans un creuset la partie dissoute des os qu'on retire du dissolvant par le moyen de l'évaporation, on obtient alors une substance très friable, qui se reduit en une poudre impalpable & blanche, lorsqu'on la presse entre les doigts : mise sur la langue, on lui trouve tous les caracteres d'une terre absorbante, & si on la pese avec soin, on retrouve presque tout le poids qui manque aux os qu'on a laissés en digestion dans la liqueur de M. *Herissan*.

La partie de l'os qui resiste à l'opéra-

tion & qu'on retire après la diſſolution ,
a tous les caracteres d'une matiere cartilagineuſe. M. *Heriſſan* parvint même
à reformer de véritables os, en redonnant , par un procédé fort ſimple ,
mais par une opération très longue à
exécuter, en redonnant , dis-je , à cette
partie , celle que ſa liqueur lui avoit
enlevée.

Ces expériences prouvent donc d'une
maniere inconteſtable que les os ne
ſont point parfaitement homogenes ,
mais qu'ils ſont véritablement compoſés 1°. de deux matieres , dont l'une
s'incruſte pour ainſi dire , entre les
parties de l'autre. 2°. D'une matiere
viſqueuſe ou mucilagineuſe qui ſert
de *gluten* aux deux premieres. Il
ne s'agit donc plus maintenant que
de démontrer la quatrieme que nous
avons dit être une production du
perioſte. L'expériece ne nous laiſſe
encore aucun doute à cet égard. M.
Heriſſan ayant laiſſé macérer dans ſa

liqueur une portion du femur d'un
enfant, la coupa enfuite felon toute
fa longueur avec un rafoir : il en
fépara par des lotions réitérées d'eau
chaude, tout le fuc médullaire & huileux qui étoit contenu dans les cellules
du parenchyme cartilagineux, & à l'aide d'une pince, il fouleva une portion
du périofte, & en l'agitant en différens fens, il vit très diftinctement
que toutes les cellules ou facs membraneux qui tapiffoient les cellules
offeufes du tiffu fpongieux formé par
le parenchyme cartilagineux, étoient
autant de petits prolongemens qui
émanoient immédiatement du périofte.
Il pouffa même plus loin fes recherches;
car il découvrit à l'aide d'une loupe,
que ces prolongemens fe plongeoient
dans la partie cartilagineufe qui for-
moit en partie la fubftance dure &
compacte de cette portion d'os, avant
qu'il en eût féparé la matiere crétacée.
Les recherches que *M. Heriffan* a

continué de faire sur cette matiere, nous prouvent également que tous les os du corps humain sont formés de la même maniere, si nous en exceptons l'émail qui recouvre les dents. Trente grains de cette matiere mis dans sa liqueur acide, s'y sont entierement dissous, sans qu'il en soit resté aucun vestige, & après avoir fait évaporer la dissolution, il en retira vingt-huit grains d'une poudre impalpable & très blanche : d'où il conclud que l'organisation de l'émail des dents n'est pas la même que celle des os : ce n'est pas une incrustation, mais une espece de congélation singuliere, formée par une liqueur originairement très claire & très limpide, laquelle s'épanche dans un certain tems de la couronne de la dent, s'épaissit peu-à-peu, devient laiteuse & acquere à la longue la solidité que nous lui connoissons.

J'ai actuellement dans mon cabinet

une dent qui vérifie d'une maniere
très senfible cet épanchement d'une
matiere très limpide qui s'écoule de
la couronne de la dent pour former
l'émail qui doit la recouvrir : cette
matiere ayant coulé très abondamment
fur le corps de la dent , a formé vers
fon coller deux petits boutons qui s'y
font congelés & qui font entierement
de même nature que l'émail qui recouvre tout le corps de cette dent : cet
émail fert de périofte à la portion des
dents qui eft hors de l'alvéole , comme
nous l'obferverons plus bas.

14. Le périofte eft une membrane
qui s'étend fur la furface extérieure des
os. On lui donne le nom de péricrane,
lorfqu'il recouvre les os du crâne.
Cette membrane a cela de particulier ,
que les fibres qui la compofent , ne fe
croifent point & ne s'entrelacent point
les unes & les autres , ainfi que celles
qui appartiennent aux autres parties
du corps humain , mais elles font po-

fées les unes fur les autres. Cette membrane a des vaiffeaux fanguins, & des
nerfs qu'elle reçoit des parties voifi-
nes : elle foutient les vaiffeaux & les
nerfs qui traverfent les os, pour fe
diftribuer dans leur fubftance & dans
la membrane médullaire.

Le périofte jouit d'une fenfibilité
exquife, eû égard au nombre prodigieux de filets nerveux qui s'y diftribuent. Plufieurs de ces filets pénetrent
dans la fubftance des os, mais elle n'eft
point fenfible pour cela tant qu'elle
demeure dans fon état naturel ; parce-
ceque les nerfs qui s'y trouvent font fi
fortement attachés & fi contigus aux
autres vaiffeaux, que leurs fibrilles ne
peuvent point être fecouées par les objets extérieurs, d'un mouvement propre qui s'étende depuis la partie affec-
tée jufqu'au cerveau (1). Ce ne peut
donc être que par accident, que les os

____

(1) Deidier anat. raifonnée. p. 6.

deviennent senſibles, comme par exemple, lorſque par une cauſe quelconque
ils ſe ramolliſſent, ainſi qu'on l'a remarqué pluſieurs fois (1). Ce pheno-
mene ſe fit obſerver à Paris, d'une
maniere bien frappante en 1752, dans
la perſonne d'une nommée *Supiot*.

Le périoſte accompagne les os juſ-
ques dans leurs articulations excluſivement : les endroits où s'attachent les
tendons des muſcles, en ſont auſſi dé-
pourvus, & c'eſt une attention bien-
faiſante de l'Auteur de la Nature ; car
cette membranne extrêmement ſenſible, ne pourroit être expoſée à des
frottemens continuels, ſans nous faire
en même tems ſouffrir les douleurs
les plus vives. C'eſt auſſi pour nous
garantir de ces mêmes accidens, que
la partie des dents qui eſt hors des
alvéoles, eſt dépourvue de périoſte.

15. On diſtingue deux ſubſtances

______

(1) Journ. des Sçav. ann. 1716.

dans les os : l'une qu'on nomme compacte & l'autre qu'on appele spongieuse. On en reconnoît même une troisieme dans les cavités qu'on remarque dans l'intérieur des os longs. On donne à cette derniere, le nom de substance r éticulaire.

Ces trois substances ne font à proprement parler, qu'une seule & même substance, qui prend différens noms, suivant la disposition de ses fibres : car on peut remarquer aisément que la sustance spongieuse, qui se trouve plus abondamment aux extrêmités des os longs, n'est autre chose qu'un détachement de la substance compacte, qui est tel que les petites lames osseuses forment, en se croisant, de petites cellules. La substance réticulaire n'est également formée que de petits filets osseux qui partent de la table interne de l'os, pour se rendre aux parois opposées & qui forment par leur divarication une espece de reseau qui soutient la moëlle.

Les espaces que laissent les mailles de ce reseau, sont tapissés d'une membane qui forme des vésicules. C'est dans ces vésicules, qui imitent assez bien la figure des grappes de raisin, que les vaisseaux sanguins qui y parviennent, filtrent une matiere huileuse qu'on appelle moëlle (1), & à laquelle on donne le nom de suc médullaire, lorsqu'elle est épanchée dans les cellules de la substance spongieuse.

16. On remarque dans les os, des éminences & des cavités. On est dans l'usage de diviser ces éminences en deux especes. On appelle les unes *apophyses*, & on donne aux autres le nom d'*épiphyses* : ces dernieres ne se remarquent que dans les jeunes sujets; car elles deviennent apophyses dans

____

(1) D'Heister anat. t. 1. p. 67.

les adultes. On entend par apophyse, une éminence continue au corps de l'os, & par épyphyse, une éminence contiguë à l'os, ou plusieurs petites portions osseuses contiguës & collées au corps de l'os, par un gluten qui s'ossifie lui-même à la longue ; de sorte que, dans l'adulte, on ne remarque plus aucun vestige de séparation entre le corps de l'os & ces portions osseuses dont nous venons de parler. On se forme une juste idée de ces deux sortes d'éminences, en considérant, par exemple, la tête du fémur, celle de l'humérus, &c. dans le squelette d'un enfant, & dans celui d'un adulte.

Les apophyses & les épyphyses ont reçu différens noms, suivant leur figure leur situation & leurs usages.

17. On appelle *tête* une éminence arrondie en tous sens : telles sont celles que je viens d'indiquer (16) : elles sont séparées du corps de l'os par une

espece d'étranglement qu'on appelle *col*.

Si une éminence arrondie se trouve néanmoins applatie d'un côté, on la nomme *condile* : telles sont, par exemple, les deux apophyses qu'on remarque à l'os occipital, pour son articulation avec la premiere vertébre du col, &c.

Une éminence qui a la forme d'un mamelon, se nomme *mastoïde*, telles sont celles qu'on remarque aux os des tempes, & qui donnent attache à des muscles, &c.

On appelle *stiloïde*, celle qui a la forme d'un stilet ; on en voit une de cette espece, à chaque os des tempes, au-dessous de l'endroit qu'on nomme le rocher.

On donne le nom de *coracoïdes* à celles qui ressemblent à un bec. La partie supérieure du col de l'omoplate nous en fait observer une de cette espece, &c.

Les apophyses qui tirent leur nom de

de leur situation, sont appellées transverses, droites, obliques, &c. ainsi que nous aurons occasion de le faire observer, lorsque nous ferons l'énumération des os du squelette.

Peu d'éminences tirent leur nom de leur usage : nous ne connoissons que celles qui sont au haut du fémur auxquelles on a donné le nom de *trokanter*; parcequ'elles servent à l'insertion des muscles qui font tourner la cuisse.

18. Les cavités des os sont de deux especes. Les unes servent aux articulations ; les autres n'y sont d'aucun usage. Les premieres sont encore de deux especes : elles sont profondes, ou superficielles. Celles qui sont profondes se nomment *cotyloïdes*; telles sont, par exemple, celles qu'on remarque à chaque os du bassin, pour l'articulation du fémur. Les superficielles sont connues sous le nom de *glenoïdales* : telles sont celles qui sont creusées aux extrêmités des omoplates,

Tom. I. C

pour recevoir de part & d'autre l'os du
bras, &c.

19. On remarque dans les cavités
qui servent aux articulations une humeur mucilagineuse, qu'on nomme
synovie. Cette humeur est continuellement filtrée par des glandes qui
la versent dans les articulations & dans
les gaînes des tendons : elle sert à
lubrifier la surface des os & à rendre
leurs mouvemens plus aisés : elle pré-
vient le desséchement qui surviendroit
nécessairement, par rapport aux frois-
semens réitérés, auxquels les parties
osseuses sont exposées dans leurs articulations. On attribue quantité de
maladies fâcheuses à l'épaississement de
cette humeur. Plusieurs la regardent
comme le siége de la goutte. Cet
épaississement sert quelquefois de sou-
dure aux parties osseuses qui sont
articulées ensemble, & il en résulte
alors des *anchyloses* auxquelles on ne
peut remédier trop promptement.

20. Les cavités qui ne servent point aux articulations sont aussi de deux especes. Les unes sont creusées dans l'intérieur des os, & elles sont les réservoirs de la moëlle ou du suc médullaire. Les autres sont à l'extérieur des os. Ces dernieres ont reçu différens noms, eu égard à leurs figures : il suffit de les nommer, pour s'en former une juste idée, nous aurons occasion de les indiquer dans l'exposition que nous allons faire du squelette.

21. L'assemblage des os entr'eux, forme ce qu'on appelle leur *articulation*. On a donné différens noms aux articulations relativement aux différentes manieres selon lesquelles les os sont unis.

Lorsqu'ils ont la liberté de se mouvoir les uns sur les autres, on donne à cette articulation le nom général de *diartrose*, & on appelle *synartrose*, celle qui ne leur permet point de se mouvoir.

Les mouvemens qui résultent de l'articulation des os sont de plusieurs especes, suivant la maniere selon laquelle ils sont unis. C'est un mouvement de *génouil*, lorsqu'un os peut se mouvoir en tous sens dans la cavité qui le reçoit : tel est le mouvement du fémur, par son articulation avec les os des isles. C'est un *ginglime* ou un mouvement de charniere, lorsque l'os est articulé de façon qu'il ne peut exécuter que deux mouvemens, l'un de flexion & l'autre d'extension : on en voit un exemple dans l'articulation de l'os du coude appellé *cubitus* avec l'os du bras connu sous le nom d'*humerus*. C'est un mouvement de *pivot*, lorsque deux os sont disposés de maniere que l'un peut faire des mouvemens de rotation sur l'autre : telle est l'articulation de la premiere vertebre du col avec la seconde, &c.

L'articulation qui ne permet point aux os de se mouvoir, est aussi de différentes especes. On l'appelle *har-*

monie, lorsque ce sont des surfaces plates, qui sont unies entr'elles : telle est, par exemple, l'articulation des os de la pomette avec les os maxillaires & les temporaux. Lorsque l'articulation représente une pointe enfoncée dans une cavité qui lui est proportionnée, on la nomme *gomphose* : c'est ainsi que les dents sont articulées avec les os maxillaires. Lorsque des os sont joints ensemble de la même maniere que les dents de deux scies pourroient se réunir, on donne à cette articulation, le nom de *sutures* : cette articulation est propre aux os du crâne.

Outre la jonction des os qui dépend de leurs articulations, ils sont encore unis entr'eux par des liens fermes & élastiques, savoir, par des cartilages & par des ligamens ; souvent même l'articulation est enveloppée par une membrane qu'on appelle capsulaire, eu égard à son usage.

Les cartilages sont des parties dont

la substance est blanchâtre, souple, polie, douée d'une très grande élasticité, moins dure que celle des os ; mais plus ferme que celle de toute autre partie du corps humain.

Les ligamens paroissent de même nature que les cartilages ; avec cette différence néanmoins, qu'ils sont plus souples qu'eux & moins élastiques. Ils sont formés par plusieurs filamens très déliés & très forts : la différente texture de ces filamens, forme des liens étroits ; quelquefois des toiles minces, qu'on nomme membranes.

22. Toutes ces parties concourent à l'articulation des os dont l'assemblage est connu sous le nom de *squelette* : on distingue le squelette en deux especes : il est naturel lorsque les os qui le composent sont unis entr'eux par leurs propres ligamens : on l'appelle artificiel, lorsque les os sont unis avec des liens artificiels, tels que des fils d'argent, de cuivre, de fer, &c.

On divise le squelette en *tête*, en *tronc*, & en *extrémités*. La tête comprend le *crâne* & la *face*. Le tronc est composé de trois parties; savoir, de l'*épine*, du *thorax* & du *bassin*. Les extrêmites sont ou supérieures ou inférieures: les supérieures sont composées de l'*épaule*, du *bras*, de l'*avant-bras* & de la *main*: les inférieures comprennent la *cuisse*, le *genouil*, la *jambe* & le *pied*.

23. Le crâne est composé de huit os qui par leur concours, forment une boëte osseuse qui renferme le *cerveau*, le *cervelet* & la *moelle allongée*. Sa forme est ronde; 1°. Parceque cette figure renferme une plus grande capacité, & devient par conséquent plus propre à contenir le cerveau de l'homme qui, toutes choses égales d'ailleurs, est plus volumineux que celui de tout autre animal; 2°. Parceque, comme le remarque très bien

Duncan (1) , cette forme donne plus de folidité au crâne ; ce qu'il confirme par une expérience que fit autrefois M. *Boyle*.

Les os qui concourent à former le crâne, font antérieurement le *coronal* , latéralement les *temporaux* , fupérieurement les *pariétaux* , poftérieurement l'*occipital*, inférieurement le *fphenoïde* & l'*ethmoïde*. Leur union qui eft une *fynartrofe* (21) eft faite par des *futures* (21) dont les ufages méritent quelques confidérations.

1°. Elles donnent paffage à des vaiffeaux fanguins & aux fibres que la *duré-mere* envoie au *pericrâne*.

2°. Elles empêchent que la fracture d'un os ne fe tranfmette à celui qui l'avoifine ; car il en eft de ces futures, comme du coup de diamant que le

____

(1) Explicat. nouv. & méchan. des actions animal. p. 30.

Miroitier donne à une glace pour empêcher qu'une fêlure ne fasse plus de
progrès.

Ces sutures sont très-lâches dans les
enfans. Leurs os ont encore un certain
degré de mollesse & ils jouissent en
cela de tous les avantages qu'on peut
attendre des sutures. Aussi comme le
remarque très bien *Deidier* (1) voit-
on des enfans recevoir à la tête des
coups très violens suivis de petites
fractures ; tandisque ces fractures s'é-
tendent très loin dans les adultes,
lorsqu'ils reçoivent les moindres coups;
ce qui vient de ce que les sutures
sont très serrées dans ces derniers,
& de ce que leurs os sont très durs
& très roides.

Quelques-uns regardent encore les
sutures comme un passage établi du
dehors au dedans, pour la transpiration

____

(1) Deidier anat. raison. p. 17.

R y

infenfible du cerveau (1). L'obfervation
ne me paroît point d'accord avec cette
idée ; car fi cette communication étoit
néceffaire, nous verrions les vieillards
& même les adultes expofés à de plus
fréquens maux de tête , que les jeunes
gens ; puifque cette tranfpiration ne
feroit point auffi libre dans les premiers,
dont les futures font pour l'ordinaire
extrêmement ferrées.

24. Il ne me paroît point hors de
propos de faire obferver ici quelques
particularités rélatives aux huit os qui
forment le crâne. Ces os font compofés
de deux tables féparées l'une de l'autre,
par une fubftance fpongieufe , qu'on
appelle *diploé.*

1°. On remarque vers la partie inférieure du coronal , & de chaque côté ,
un enfoncement creufé en forme de
voute, qui fait partie des *foffes orbitaires.*

____

(1) Verdier , anat.

Au-dessus de chaque enfoncement, on voit un rebord plus ou moins saillant, qu'on appelle *sourcilier*. Ce rebord est formé par un écartement des deux tables du coronal, qui produit de chaque côté une cavité. Ces deux cavités sont connues sous le nom de *sinus frontaux*. Ces deux sinus s'ouvrent dans les narines : ils y fournissent une partie de l'excrément qui en sort & qui est séparé par la membrane *pituitaire*. Ces sinus rendent la voix plus forte & plus sonore. On remarque aussi qu'ils sont très grands dans les animaux dont la voix est retentissante. *Deidier* (1) prétend que ces sinus font le même effet que ces cruches qu'on pose quelquefois au-dessus des voutes, pour les rendre plus résonnantes. On remarque encore à la partie inférieure & moyenne du coronal, une échancrure qui reçoit l'os ethmoïde.

____

(1) Deidier, anat. raison. p. 20.

2°. Outre les enfoncemens qu'on remarque fur la table interne des pariétaux , & qui répondent aux anfractuofités du cerveau , on y remarque encore plufieurs fillons qui forment une efpece de ramification , à laquelle on a donné le nom de *feuille de figuier* , eû égard à fa figure. Ces fillons ne font autres chofes que des impreffions formées par le battement des arteres , dans le tems que ces os n'avoient point encore acquis une confiftance fuffifante pour réfifter à cet effort (1). Ces arteres font des diftributions d'un petit tronc, qu'on appelle l'*artere de la dure mere* , & qui entre dans le crâne par une finuofité , & quelquefois par un canal qu'on remarque à l'angle intérieur & inférieur de chaque pariétal.

3°. L'os occipital qui forme la partie poftérieure du crâne , nous offre plufieurs chofes à obferver. Pour le dé-

____

(1) B. S. Albini , obfer. lib. 4. c. 1.

crire avec plus d'exactitude , nous le diviferons en deux faces. On remarque à la face extérieute , 1o. deux groffes éminences, qu'on appelle *condiles* (17). elles fervent à articuler la tête avec la premiere vertebre du col. 2o. Deux échancrures fituées latéralement : elles font partie des trous déchirés poftérieurs, & elles donnent paffage aux *veines jugulaires.* On remarque à la face intérieure de cet os , une *épine cruciale,* dont la branche fupérieure , ainfi que les deux latérales font creufées en forme de goutiere , pour recevoir les *finus,* dont nous parlerons en traitant du cerveau. La branche inférieure donne attache à la *faulx* du cervelet. On remarque enfin à cet os, un grand trou, connu fous le nom de *trou occipital ,* qui laiffe fortir du crâne la moëlle allongée.

4ᵉ. Nous diviferons également les deux temporaux en deux faces : on remarque à la face interne de chacun de ces os, & vers la partie inférieure, une grosse éminence qu'on appelle le *rocher*, eû égard à sa dureté & à sa figure. C'est dans cette éminence que sont renfermées presque toutes les parties qui forment l'organe de l'ouie. On voit vers la partie inférieure du rocher, un trou qu'on nomme le *trou auditif interne*, pour le distinguer d'un autre trou qu'on remarque à la face externe de ce même os, & qu'on appelle trou auditif externe. On remarque vers la partie inférieure de cette derniere face, le *canal carotide*, par lequel l'artere de ce nom, pénetre dans le crâne : on y voit un petit conduit osseux, connu sous le nom de *trompe d'Eustache*, dont nous parlerons en traitant de l'organe de l'ouie : enfin une petite fosse appellée *fosse jugulaire*, & une échancrure qui est au-dessous, qui fait partie du *trou déchiré postérieur*, pour la sortie des veines jugulaires. Les éminences de cette même face, sont antérieurement l'apophyse *zigomatique* qui se joint avec

une autre apophyſe de l'os de la *pomette*, pour former conjointement une
arcade connue ſous le nom *d'arcade zigomatique*, poſtérieurement une groſſe
éminence appellée *maſtoïde* (17) & une
autre ordinairement fort allongée,
qu'on appelle *ſtiloïde* (17), l'une &
l'autre donnent attache à différens
muſcles.

On remarque au-deſſous de l'apophyſe zigomatique, une cavité aſſez
conſidérable, qu'on nomme *cavité gle-
noïdale* (18) qui reçoit le condile cor-
reſpondant de l'os de la mâchoire inférieure ; enfin la partie ſupérieure &
extérieure de cet os, eſt liſſe & unie ;
elle forme une eſpece d'écaille, auſſi
la nomme-t-on *la partie écailleuſe de
l'os temporal.*

5°. L'os ſphénoïde eſt connu ſous le
nom de *baſilaire*, parcequ'il forme en
grande partie, la baſe de la boëte oſ-
ſeuſe, dont nous parlerons. On y remarque, 1o. deux fentes conſidérables

appellées *fentes orbitaires*. 20. Douze trous, six de chaque côté pour le paſ-ſage des nerfs. 30. Pluſieurs eminences, qui par leur réunion, forment une ca-vité qu'on appelle la *ſelle du turque*, dans laquelle la *glande pituitaire* eſt logée. 40. Les *ſinus ſphénoïdaux* qui ſont creuſés dans l'épaiſſeur de l'os, & au-deſſous de la ſelle du turque. Ces ſinus s'ouvrent dans le nez, & y por-tent conjointemt avec les ſinus fron-taux (24. n. 1.) une portion de l'ex-crément que la membrane pituitaire y ſépare. Je ne dis rien ici des autres particularités qui ſe remarquent à l'ex-térieur de cet os.

6º. L'ethmoïde, ou l'os *cribleux*, ainſi nommé par rapport à ce grand nombre de petits trous dont il eſt percé, eſt placé dans l'échancrure coronale (24. n. 1.), & occupe le dedans du nez, où il forme deux *cornets* aſſez re-marquables, qui ſoutiennent & qui donnent plus d'étendue à la membrane

pituitaire : il communique outre cela ,
avec les sinus frontaux , par deux especes d'entonnoirs qu'on voit à ses parties latérales ; c'est par les trous creusés
sur la lame supérieure de cet os , que
les nerfs *olfactifs* viennent se rendre
& se ramifier sur la membrane pituitaire. Au-dessus de cette même lame,
on remarque une éminence connue
sous le nom de *crête de coq* , eû égard
à sa figure : elle sert à appuyer & à attacher la *faulx*.

25. La face fait la seconde partie de
la tête (22). Elle est composée de deux
mâchoires , l'une supérieure & l'autre
inférieure : on compte treize os à la
mâchoire supérieure ; savoir , les deux
maxillaires supérieurs , dans l'épaisseur
desquels on remarque deux sinus assez
considérables , qui sont tapissés par une
production de la membrane pituitaire,
qui y sépare encore une mucosité semblable à celle qu'on remarque dans le
nez. L'union de ces deux os forme der-

riere les dents *incisives*, un petit trou connu sous le nom de *fretum Stenonis*, ou trou incisif, qui donne passage au nerf *gustatif*. On remarque à leur partie extérieure deux fosses connues sous le nom de fosses maxillaires.

2°. Les deux os *propres du nez*, qui en font la voute.

3°. Les *lames inférieures du nez* qui servent à donner plus d'étendue à la membrane pituitaire.

4°. Les os *unguis* ainsi nommés, parcequ'ils ressembleut à des ongles ; ils sont situés à l'angle interne de l'orbite , & on y remarque un petit conduit qui s'ouvre dans le nez , & qu'on nomme *canal lacrimal.*

5°. Les os *de la pomette* qui forment les joues , & qui conjointement aux os des tempes, forment une arcade osseuse connue sous le nom d'arcade zigomatique.

6°. Les deux os du *palais.*

7°. Enfin la *vomer* qui concourt à

former la cloison qui divise la cavité du nez en deux parties.

La mâchoire inférieure n'est faite que d'un seul os dans les adultes, dont la figure approche assez de celle d'un fer à cheval. On remarque vers les deux extrémités de sa face interne, l'origine d'un conduit qui regne tout le long & dans l'épaisseur de cette mâchoire, & qui vient s'ouvrir antérieurement de chaque côté du menton. C'est dans ce conduit que passe un nerf, une artere & une veine qui se distribuent aux dents & qui sortent ensuite par les deux trous qui sont situés à la face antérieure de l'os de la machoire pour se répandre au menton.

Des deux grosses éminences qu'on remarque vers les extrémités de cet os, les deux postérieures nommées *condyles* servent à l'articulation de cette machoire. Les deux antérieures, appellées *coronoïdes* donnent attache à

un muscle de chaque côté dont l'usage
est de relever la mâchoire.

On voit sur le bord de chaque mâchoire, des cavités qu'on appelle les
alvéoles des dents. Ces cavités sont pour
l'ordinaire au nombre de seize dans
les adultes.

26. Les dents qui sont implantées
dans ces cavités sont les os les plus
durs & pour l'ordinaire les plus blancs
du squelette. On les divise en trois
classes; savoir; en *incisives*, *canines*
& *molaires*.

Les incisives sont pour l'ordinaire au
nombre de quatre à chaque mâchoire:
elles en occupent la partie antérieure.
Elles commencent communément à paroître vers le septieme, huitieme &
neuvieme mois: il en paroît d'abord
une à la machoire inférieure, ensuite
une autre à la machoire supérieure &
ainsi de suite. Il est rare que ces dents
different plus tard à paroître; il est

également rare qu'elles sortent plutôt :
car on regarde comme quelque chose
d'extraordinaire les enfants qui appor-
tent une & même plusieurs dents en
naissant. Dès que les incisives sont hors
de leurs alvéoles, la *dentition* s'arrête
pendant deux ou trois mois après lesquels les dents canines se produisent.
Il en paroît quelquefois deux en même
tems ; ce qui fait une opération fort la-
borieuse pour l'enfant. *Hypocrate* prétend que l'éruption de ces dents de
quelque maniere qu'elle se fasse, cause
de grandes douleurs aux enfans (1).
On ne compte ordinairement que deux
dents canines à chaque mâchoire, une
de chaque côté. Ces dents sont en plus
grand nombre dans les animaux vo-
races, tels, que les loups & les lions.
On a cependant vu des personnes qui
en avoient deux à droite ou deux à
gauche. Les anciens regardoient le premier de ces deux phénomenes comme

____

(1) Aphor..3.

un préfage de bonheur & le fecond comme un préfage de malheur; ainfi que *Pline* (1) l'obferve , par rapport à *Agrippine* mere de *Domitius Néron.*

Ces dents s'implantent quelquefois fi profondement dans leurs alvéoles , qu'elles rencontrent par leurs racines , les rameaux des nerfs qui fortent par les trous orbitaires qui font placés à la partie fupérieure de chaque os de la pomette & c'eft dans ce cas qu'il peut être dangereux comme on le dit communément de tirer ces fortes de dents.

Les dents qui fuivent les canines , font connues fous le nom de molaires, eu égard à leur figure & à leur ufage. Il en paroît une à chaque mâchoire & de chaque côté vers le feizieme , dix-feptieme ou dix - huitieme mois : c'eft alors que l'enfant eft en état de prendre une nourriture plus folide , & qu'on peut le févrer fans aucun

----

(2) Hift. nat. l. 7. c. 16,

rifque. Vers l'âge de deux ans on voit pouffer quatre nouvelles dents molaires & quatre autres vers la feptiéme année ; ce qui fait en tout vingt-huit dents qui eft le nombre de dents qu'on compte communément jufqu'environ l'âge de vingt-cinq ans. Les quatre dernieres quicomplettent le nombre de trente-deux font connues fous le nom de *dents de fageffe*, parce qu'elles paroiffent ordinairement fort tard : on a des exemples de quantité de perfonnes en qui ces dents n'ont commencé à percer que vers la quatre-vingtieme année.

Il eft quelquefois très dangereux de tirer les dents molaires fupérieures. On peut alors emporter avec elles le fond de l'alvéole , ainfi qu'une lame offeufe très mince qui recouvre le finus maxillaire. Cet accident eft toujours fuivi d'un déchirement de la membrane pituitaire ; ce qui occafionne une inflammation & un ulcere à cette

membrane : on l'a vue quelquefois
s'étendre & fortir par l'alvéole de la
dent emportée ce qui peut occafion-
ner comme on l'a remarqué plus d'une
fois une ulcere carcinomateux (1).

Les alimens que l'homme eft obligé
de prendre pour réparer les pertes continuelles de fubftance, que la tranfpiration infenfible occafionne, fans dif-
continuer, ne peuvent remplir leur def-
tination , qu'autant qu'ils font propres à être bien digérés ; & ils ne
peuvent le devenir , qu'autant qu'ils
font fuffifamment difpofés à la fluidité.
Or, l'Auteur de la nature y a pourvû
d'une maniere admirable , en plaçant
dans la bouche les dents que nous venons d'indiquer.

Celles de devant font des os plats ,
tranchans par leurs extrémités , pofées
à côté les unes des autres , & formant

____

(1) Carcinomateux, qui participe à la nature
du cancer.

par

par leur réunion un arc de cercle, qui
est comme la mesure des morceaux
qu'il faut couper (1). Les canines qui
suivent sont pointues, afin qu'elles s'enfoncent facilement dans les alimens qui
font quelque résistance à leur séparation. Elles ne sont point placées sur le
devant ; parceque la force du levier que
forme la mâchoire est moindre à la partie antérieure que sur les côtés : aussi la
Nature, qui dirige l'homme dans toutes ses opérations méchaniques, lui apprend qu'il faut placer sur le côté de la
bouche, & sur ces dents, les alimens
durs, que les dents incisives ne peuvent diviser. Les pointes des canines
qui s'enfoncent alors dans ces alimens,
en retiennent une partie, tandis que la
main emporte le reste.

Après que les alimens ont été coupés
par les dents antérieures, il faut qu'ils

---

(1) Niewentit, Exist. de Dieu, démont. par
les merveill. de la Nature,

Tome I.   D

foient divifés, broyés, triturés. Pour
cet effet, il faut des furfaces larges, dures, raboteufes, & c'eft auffi la forme
des molaires. Ces dents fe terminent
fupérieurement par une furface large,
inégale ; & c'eft entre ces fortes de
dents que les alimens qui y font inter-
ceptés font broyés, lorfqu'elles fe tou-
chent & qu'elles fe preffent, de même
que s'ils étoient placés entre les deux
meules d'un moulin.

27. On diftingue trois parties dans
chaque dent. Le *corps*, le *collet* & la
racine. Le corps eft la partie qui eft
hors de l'alvéole. Cette partie, expofée
aux impreffions de l'air extérieur, fe fût
bien tôt corrompue, fi l'Auteur de la
Nature n'eût paré à cet inconvénient,
en la recouvrant d'un *émail* très dur &
infenfible. Cet émail eft compofé de fibres paralleles, & de vaiffeaux qui y
portent une matiere propre à fon accroiffement. Auffi remarque-t-on affez
ordinairement que les dents s'allon-

gent & croiſſent, lorſque rien ne s'op-
poſe à leur allongement : c'eſt ce qu'on
obſerve communément après la perte
d'une dent. Celle qui lui repond, &
qui appartient à l'autre mâchoire, devient plus longue.

Le collet de la dent eſt une eſpece
d'étranglement embraſſé par la gencive.
La racine, qui eſt véritablement oſ-
ſeuſe, eſt revêtue d'un périoſte, & im-
plantée dans l'alvéole. Les molaires
ont pour l'ordinaire deux ou trois racines. On remarque aux extrêmités des
racines des dents un petit trou qui donne entrée à un nerf, une artere & une
veine qui ſe prolongent dans l'intérieur
de la dent, qu'on appelle ſa partie
bulbeuſe.

Il ſurvient quelquefois des dents
doubles. Ces dents ſe font aſſez aiſément jour dans les enfans; mais leur
ſortie eſt très douloureuſe dans les
adultes; & il paroît, par pluſieurs
obſervations, qu'il eſt quelquefois dan-

gereux de la favorifer par l'incifion qu'on a coutume de faire alors aux gencives. *Tulpius* rapporte à cette occafion, qu'un homme fut attaqué d'une fievre violente, accompagnée d'infomnie & de délire, qui ne le quitterent qu'à la mort (1).

Nous ne parlerons point ici des différens accidens auxquels les dents font expofées, nous nous écarterions trop de notre objet; mais nous ferons obferver que s'il eft important de les entretenir dans une grande propreté pour les exempter de la carie à laquelle elles font fujettes, il faut avoir foin de ne les jamais laver avec aucune liqueur acide, vive & pénétrante : car l'expérience nous apprend que les acides diffolvent plus ou moins promptement l'émail des dents, & cet émail ne peut être détruit fans que la carie ne fur-

______

(1) Tulpius, Obferv. Médic. Lib. 1. c. 36. pag. 74.

vienne & n'occasionne souvent de vives douleurs.

28. L'épine, qui fait partie du tronc (22), est composée de vingt-quatre vertebres distinguées en sept *cervicales*, qui appartiennent au col, douze *dorsales*, qui font partie de la poitrine, & cinq *lombaires*, qui font partie des lombes. On remarque au-dessous de ces vertebres un os assez volumineux, qu'on appelle *sacrum*, qui se termine par un appendice, auquel on a donné le nom de *coccix*.

Les vertebres ont cela de commun, qu'elles ont toutes un corps, formé en grande partie d'une substance spongieuse, & derriere lequel on remarque un grand trou. Il faut néanmoins excepter de ce nombre la premiere vertebre du col, qui n'est qu'une espece d'anneau. Elles ont, outre cela, sept apophyses; une postérieure, nommée *épineuse*, eu égard à sa figure, deux *transverses*, par rapport à leur situation,

quatre obliques, deux supérieures &
deux inférieures. On remarque, outre
cela, dans chaque vertebre quatre
échancrures, deux supérieures, & deux
inférieures. Ces échancrures sont situées entre le corps de chaque vertebre
& ses apophyses obliques ; & elles sont
disposées de maniere que lorsqu'on
joint deux vertebres ensemble, les
échancrures supérieures de l'une s'u-
nissent avec les échancrures inférieures
de l'autre, & forment, par leur réunion, une ouverture de chaque côté,
qui communique dans le canal de l'épine. Ces ouvertures sont nommées trous
de *conjugaison* ; ils donnent issue à des
nerfs qui se distribuent à différentes
parties du corps. Le canal de l'épine est
formé de la réunion des trous qu'on observe derriere le corps de chaque vertebre.

La colonne vertébrale va toujours en
diminuant, depuis la derniere vertebre des lombes, jusqu'à la premiere du

col ; ce qui donne à l'épine une figure pyramidale , qui n'eſt cependant point diſpoſée en ligne droite : car elle fait pluſieurs inflexions dans ſa longueur.

Les vertebres du col ont cela de par-ticulier , que leurs apophyſes tranſver-ſes ſont percées , & que ces trous , ſe répendant les uns aux autres , forment une eſpece de canal , dans lequel paſ-ſent les vaiſſeaux ſanguins qui vont à la tête. Ces vaiſſeaux ſe trouvent , par ce moyen , à l'abri des compreſſions qu'ils auroient eu à eſſuyer dans les différens mouvemens du col.

La premiere vertebre du col porte la tête , & eſt appellée , à cauſe de cela , *atlas*. Outre la moëlle allongée qu'elle reçoit dans ſon anneau , elle reçoit en-core l'apophyſe *odontoïde* de la ſeconde vertebre. On remarque à la partie moyenne , intérieure & antérieure de la premiere vertebre une petite foſſette propre à recevoir cette apophyſe , & outre cela un petit ligament qui va cir-

culairement d'un des bords de cette
fossette à l'autre : ce qui acheve de former une espece de canal dans lequel
roule l'apophyse odontoïde. Cette apophyse s'articule avec une petite fossette
pratiquée à la partie antérieure moyenne du grand trou occipital (24) : &
c'est sur cette apophyse , comme sur un
pivot , que la tête exécute ses mouvemens de rotation. Dans ces sortes de
mouvemens la premiere vertebre se
meut aussi sur la seconde. Les mouvemens de flexion & d'extension s'exécutent sur les apophyses obliques de la
premiere vertebre.

29. Le canal osseux , formé par la
réunion des trous de chaque vertebre (28) , va toujours en diminuant ,
depuis le grand trou occipital , où il
prend son origine , jusqu'à l'extrêmité
de l'os sacrum , où il se termine. Ce
canal est tapissé par un ligament très-
fort , qui forme une espece d'entonnoir.
C'est dans cet entonnoir que se porte la

production de la moëlle allongée, qui
sort par le grand trou occipital, & qui
prend alors le nom de moëlle de l'é-
pine, d'où partent trente paires de nerfs
qui se distribuent à différentes parties
du corps.

Les pièces qui concourent à former
ce canal sont unies entr'elles par plusieurs cartilages, non-seulement intermédiaires, mais encore par plusieurs
latéraux, & par des ligamens qui for-
tifient l'articulation des vertebres.

C'est à l'épaisseur, à la quantité & à
la flexibilité des cartilages intermédiaires qu'on a coutume de rapporter le
phénomene suivant, & qui paroît, au
premier abord, un paradoxe. On remarque, pour l'ordinaire, qu'on est
plus grand le matin, lorsqu'on se leve,
que le soir lorsqu'on se couche, en
supposant même qu'on auroit pris quelques degrés d'accroissement pendant le
cours de la journée.

Cela vient, dit-on, de ce que le

poids du corps , s'étant fait fentir pendant toute la journée aux cartilages intermédiaires des vertebres , & ces cartilages ayant cédé infenfiblement à la
compreffion qu'ils ont éprouvée , ont
diminué d'épaiffeur. Quoique ce dé-
chet foit très peu fenfible dans chaque
cartilage en particulier , il le devient
néanmoins par le nombre des cartilages
dans lefquels cet effet a lieu : de là ,
lorfqu'on fe mefure le foir , après s'être
exactement méfuré le matin , on fe
trouve alors plus petit : mais comme
ces cartilages font très élaftiques , ils
fe rétabliffent dans leur premier état
lorfque la force compreffive ceffe d'a-
gir contre eux ; ce qui arrive lorfqu'on
eft couché ; puifqu'ils font alors déchar-
gés du poids du corps qu'ils ont fup-
porté pendant le cours de la journée
précédente. Ils reprennent donc leurs
premieres dimenfions ; & fi on a acquis
quelques degrés d'accroiffement le jour
précédent , on s'en apperçoit en fe

mesurant le lendemain matin

Quelque plausible que soit ce raisonnement, il n'a pas paru satisfaisant à un célebre Académicien (1), qui nous fait observer que l'augmentation en longueur dont le corps de l'homme est susceptible pendant la nuit, peut aller jusqu'à deux pouces, & que tout homme croît régulierement d'environ deux lignes à la suite de ses repas; ce qu'on ne peut point attribuer alors à la dilatation des cartilages de l'épine. Sans négliger cependant cette cause, qui, suivant lui, entre pour beaucoup dans la production de ce phénomene dans le premier cas dont nous venons de parler, il remarque que les têtes des os longs sont revêtues de gros cartilages, dont la substance est très propre à s'imbiber, & à se tuméfier par cette imbibation, d'un fluide gras & visqueux,

---

(1) Mém. de l'Acad. Roy. de Stockolm, 1. quart. 1755.

que tout le monde reconnoît dans les articulations. Or, suivant cet habile Académicien, il survient une plus grande quantité de ce fluide en partie après les repas, en partie pendant le sommeil. Dans le premier cas, parceque les vaisseaux d'un corps sain se remplissent de nouveaux fluides, par le moyen de la nourriture ; ce qui doit nécessairement les dilater un peu. Dans le second cas, parceque la digestion se fait ordinairement bien pendant le sommeil, que le suc nourricier se répand par-tout, & que par conséquent le fluide visqueux augmente considérablement dans les articulations. Il peut donc arriver de-là que la tête du fémur, par exemple, ne puisse point entrer aussi profondément dans la cavité qui le reçoit, qu'elle y entreroit si ce fluide étoit moins abondant.

C'est à cette derniere cause que le même Auteur attribue un phénomene que nous sommes à portée d'observer à

chaque inſtant. Perſonne n'ignore, &
on peut s'en aſſurer aiſément, que les
gens qui ſont parvenus à un certain âge
ſont plus petits qu'ils ne l'étoient lorſqu'ils étoient dans la vigueur de leur
âge. Les Anciens attribuoient cet effet
à la diminution des particules oſſeuſes;
ce qui paroît manifeſtement contraire
à toutes les obſervations anatomiques.
Auſſi le célebre Académicien de Stockolm, après avoir réfuté cette opinion,
nous fait-il remarquer que les eſprits
vitaux diminuent & s'affoibliſſent tous
les jours; que les nerfs & les muſcles
perdent inſenſiblement de leur vigueur;
que les fluides & les ſucs nourriciers
diminuent dans tout le corps; que la
quantité de ſang n'eſt plus ſi abondante;
d'où il conclud que le fluide qui ſe ſépare dans les articulations, diminuant
de toutes parts, les os ſe rapprochent
davantage aux dépens de la longueur
du corps.

Ce ſentiment me paroît d'autant

moins dépourvu de vraisemblance ,
qu'on convient généralement que les
cartilages intermédiaires qui concourent aux articulations , ne reçoivent
point dans la vieillesse une nourriture
aussi abondante qu'ils en recevoient
dans le tems de la jeunesse. Ces cartilages doivent donc s'affaisser & devenir plus minces ; ce qui doit faire perdre au corps une partie de sa longueur.

30. On remarque derriere le canal
vertébrale une suite d'éminences connues dans chaque vertebre sous le
nom d'apophyse épineuse. Ces apophyses sont fort grosses dans les vertebres
du dos : elles le sont encore davantage
dans celles des lombes : leur structure
paroît donc rendre très surprenans ces
tours de force qu'on voit faire à certaines gens , qui se ploient le corps en arriere , & qui ont le talent de rapporter
leur tête d'arriere en avant , en la faisant passer entre leurs jambes. On fera

moins surpris, & on concevra aisément
ce phénomene, si on fait attention que
ces apophyses sont très petites, & qu'elles ont très peu de consistance dans les
jeunes sujets; par conséquent elles peuvent alors céder fort aisément aux im-
pressions qu'on leur communique : aussi
est ce dans ce tems que ces sortes de
gens s'exercent & s'habituent à faire
ces différens tours.

31. Si nous considérons la disposition
& l'ensemble de toutes les parties qui
concourent à former l'épine, nous ne
pourrons nous empêcher de reconnoître
la main qui l'a formée ; car sa structure
réunit trois qualités qui paroissent bien
peu sociables entr'elles. Elle est tout-à-
la fois très solide, très légere & très
flexible (1).

Le canal de l'épine reçoit une substance qui exige tous les ménagemens

____

(1) Niewentit, Exist. de Dieu, démont, par
les merveill. de la Nat.

poſſibles. La moindre compreſſion que
la moëlle de l'épine éprouveroit, cau-
feroit un dérangement très marqué
dans l'économie animale. Il ne falloit
donc pas moins qu'un canal oſſeux pour
mettre cette ſubſtance à l'abri des inju-
res des corps étrangers qui auroient pu
l'attaquer.

Ce canal oſſeux ne pouvoit point
être fait d'une ſeule piece ; car dans ce
cas il n'auroit pu ſe prêter à tous les
mouvemens que le corps de l'homme
eſt obligé d'exécuter ſans ceſſe : il étoit
donc de toute néceſſité que ce canal
fût formé de pluſieurs pieces : il falloit,
outre cela, que le nombre de ces pieces
fût aſſez multiplié, pour que chacune
eût fort peu d'épaiſſeur ; non, à la vérité, pour pouvoir exécuter les mouvemens de flexion, d'extenſion ou de
côté, mais pour que les parties de ce
canal, venant à ſe mouvoir & à ſe
plier les unes ſur les autres, ne fiſſent
point des angles trop aigus : car, dans

ce cas, ces parties, se rapprochant les unes des autres, comprimeroient forte- ment la moëlle de l'épine dans la conca- vité du pli qu'elles formeroient, & elle seroit tiraillée à proportion dans la con- vexité de ce même pli. C'est donc pour obvier sur-tout à cet inconvénient, & pour satisfaire en même-tems aux mou- vemens de l'épine, que l'Auteur de la Nature l'a composée d'un si grand nom- bre de vertebres : or cette structure renferme très completement les quali- tés que nous venons d'énoncer ci- dessus.

1°. Elle est extrêmement solide, & sa solidité vient de la disposition de ses parties, & de la multiplicité des liens fermes qui les unissent entr'elles. 2°. El- le est extrêmement mobile, pour les raisons que je viens d'indiquer. Enfin elle est très légere ; car chaque verte- bre est percée d'un grand trou, & n'est en plus grande partie composée que d'une substance spongieuse, comme nous l'avons déja fait obferver (28).

32. Le *thorax* fait auſſi partie du tronc (21) : il eſt compoſé, pour l'ordinaire, de vingt-quatre *côtes*, & du *ſternum* : ces côtes, qui ſont au nombre de douze de chaque côté, ſont diſtinguées en vraies & en fauſſes ; on range les ſept ſupérieures dans la premiere claſſe, & les cinq inférieures dans la ſeconde. Les unes & les autres ſont en partie oſſeuſes, & en partie cartilagineuſes. Cette derniere partie ſe trouve ſituée antérieurement ; & c'eſt à l'aide de cette portion cartilagineuſe que les ſept vraies côtes s'articulent au ſternum. Les cinq inférieures s'articulent auſſi entr'elles par cette même portion cartilagineuſe ; mais elles ne s'étendent point juſqu'au ſternum : ce qui forme un eſpace vuide antérieurement, qui laiſſe à l'eſtomac la liberté de s'étendre lorſqu'il eſt rempli d'alimens : elles ſervent ſeulement à le garantir des corps étrangers & extérieurs, qui pourroient le bleſſer.

On remarque intérieurement au bas de chaque côte une gouttiere dans laquelle passe le nerf, l'artere & la veine intercostale, dont nous aurons occasion de parler ailleurs.

Ces côtes, dont la figure approche assez de celle d'un arc, sont susceptibles de deux mouvemens; savoir, d'un mouvement d'élévation, & l'autre d'abaissement, qui sont l'un & l'autre nécessaires à la respiration.

33. Le *sternum* ferme la partie antérieure de la poitrine; il est composé de plusieurs pieces dans les jeunes sujets: ces pieces s'unissent tellement entr'elles à la longue, qu'on n'en distingue plus que deux. Il se termine inférieurement par un cartilage qu'on nomme l'appendice *xiphoïde*.

S'il arrive quelquefois que ce cartilage soit poussé au-dedans par une cause extérieure, il presse alors si fortement l'estomac & le foie, qu'on en ressent de très vives douleurs. On le releve avec une *ventouse seche*, ou à l'aide d'une emplâtre de poix, qu'on retire avec force ; car il cede alors aisément aux tégumens qui s'élevent par ce mé-chanisme (1).

34. Le *bassin* fait la derniere partie du tronc (21) : c'est une grande cavité, formée latéralement & antérieurement par deux os d'un très grand volume, qu'on appelle *innominés*, ou os des hanches, & postérieurement par l'os *sacrum*.

On divise les os innominés en trois parties ; savoir, en *ileon*, *ischium* & *pubis*. Ces trois os sont joints ensemble par des cartilages intermédiaires, qui ne s'ossifient qu'à la longue ; aussi les sé-pare-t-on aisément dans les jeunes su-jets. Ils concourent tous les trois, mais principalement l'*ischium*, à former la cavité cotiloïde qui reçoit la tête du fémur. L'os ischium, & celui qu'on

----

(1) Deidier, Anat. raisonn. p. 40.

appelle *pubis* , forment un trou très remarquable , auquel on a donné le nom
de *trou ovalaire* , eu égard à sa figure.

Le trou ovalaire est fermé par une
membrane très forte & très élastique ,
& on remarque vers sa partie supérieure une petite sinuosité qui donne passage à plusieurs vaisseaux , parmi lesquels se trouvent l'artere & la veine
crurale , dont nous parlerons en traitant de la distribution des vaisseaux.

On ne connoît point l'usage de ce
trou : plusieurs soupçonnent cependant
qu'il n'a été formé que pour donner plus de légéreté au bassin. *Riolan*
l'assure positivement (1).

Le pubis , conjointement à l'ileon ,
forment dans le bassin une espece de
crête , ou une ligne saillante , qui divise
sa cavité en deux parties ; l'une su-

***

(1) Riolan , Comment. in cap. 19. de Ossib,
cùm Osse sacro commis. p. 513.

périeure, qu'on appelle *la partie évasée du bassin*, & l'autre inférieure, qu'on nomme le *fond du bassin*.

Le même os iléon & l'ischium forment postérieurement, & de chaque côté, une échancrure très considérable, connue sous le nom d'*échancrure ischiatique*, qui donne passage à un gros cordon de nerf qui porte le même nom.

35. L'os *sacrum*, qui ferme postérieurement le bassin, peut être considéré comme la base de l'épine; il paroît composé de six pieces dans les enfans, mais qui s'unissent tellement à la longue, qu'elles ne forment plus qu'un seul os dans l'adulte.

La face interne de cet os est concave & assez égale; l'externe est convexe & remplie d'inégalités, qui donnent attaches à plusieurs muscles. On remarque dans chacune de ces deux faces deux rangées, composée chacune de quatre trous, qui pénetrent dans un canal creufé dans l'épaiſſeur de cet os.

Les trous de la face interne ſont ou-
verts pour laiſſer ſortir pluſieurs nerfs,
qui viennent du canal dont nous venons de parler, & qui forment, par leur
réunion, le nerf iſchiatique. Les trous
de la face externe ſont fermés par des
ligamens membraneux, & ils ne laiſ-
ſent échapper que quelques portions
de nerfs, qui ſe rendent dans les parties voiſines.

Il ne me paroît pas hors de propos de
faire obſerver ici que la partie poſtérieure & moyenne de l'os ſacrum, n'eſt
pas toujours oſſifiée ; elle reſte quelquefois membraneuſe : or cette diſpoſition
mérite quelque conſidération. En effet, on conçoit aiſément que s'il ſe fait
quelque compreſſion ſur cette partie
membraneuſe, cette compreſſion ſe
tranſmetra aux nerfs ſacrés qu'elle recouvre ; mais ces nerfs ne peuvent être
fortement comprimés, qu'ils ne tombent en paralyſie, laquelle entraîne

avec elle celle de plusieurs parties du bas-ventre, & des extrêmités inférieures auxquelles ils se distribuent. J'ai vu mourir sous quarante-huit heures une personne qui étoit tombée sur le sacrum, sans qu'il parût autre chose qu'une contusion, & même assez légere, vers cette partie. Elle devint paralytique des parties inférieures; le ventre cessa de faire ses fonctions pendant le peu de tems qu'elle vécut après sa chûre.

On doit juger, d'après cet exposé, de quel danger il est de retirer la chaise d'une personne qui est sur le point de s'asseoir: il en peut survenir l'accident le plus fâcheux, si cette personne tombe perpendiculairement sur le sacrum, sur-tout si cet os n'est pas totalement ossifié.

36. Le *coccyx* termine la partie postérieure & inférieure du bassin. C'est un petit os, composé pour l'ordinaire, de trois, qui sont articulés entr'eux de façon

façon qu'ils peuvent se mouvoir d'un mouvement de flexion & d'extension : cet os est appellé l'appendice du sacrum.

37. Après avoir parlé de la tête & du tronc, il ne nous reste plus qu'à considérer les extrémités, que nous avons divisées en supérieures & inférieures (21). Les supérieures sont faites, comme nous l'avons déja observé (21) de l'épaule, du bras, de l'avant-bras & de la main.

Chaque épaule est composée de deux os, de la *clavicule* & de l'*omoplate*; le bras ne comprend qu'un seul os connu sous le nom d'*humérus* : l'avant-bras est fait de deux os appellés le *coude* & le *rayon* : la main se divise en trois parties; savoir, en *carpe*, *métacarpe* & en *doigts* : le carpe est formé de huit os disposés en deux rangs : le métacarpe n'en contient que quatre. Les doigts se divisent en trois parties qu'on appelle *phalanges*.

Tome I. E

38. Les clavicules font fituées antérieurement entre le fternum & les éminences de l'omoplate connues fous le
nom d'*acromion* : leur figure approche
affez de celle d'une S romaine : on les
divife en corps & en extrémités. L'antérieure eft applatie & un de fes bords eft
reçu dans une échancrure qui fe trouve
à la partie fupérieure du fternum:la pof-
terieure s'articule avec l'acromion. L'u-
fage des clavicules eft de borner les
mouvemens des bras & de les empêcher de fe porter trop en avant : c'eft
par leur fecours , comme l'obferve
Deidier (1) , que les omoplates s'éloignent du fternum & laiffent la poitrine
quarrée : les animaux fi on en excepte
le finge , n'ont point de clavicules ;
auffi remarquons nous que leur poitrine eft beaucoup moins quarrée.

39. L'omoplate eft un os fort large,
de figure triangulaire , fitué poftérieu-

---

(1) Deidier anat. raifon. pag. 41.

rement & de chaque côté , aux parties latérales de la poitrine. Cet os s'étend depuis la premiere , jusqu'à la septieme des vraies côtes : on y remarque deux faces : l'une interne & l'autre externe : une épine , dont l'extrêmité qui porte à faux , est appellée *acromion*. En-dessus & en-dessous de cette épine , sont creusées deux fosses connues sous le nom de *sus & sous-épineuse* : on y observe encore une cavité glenoïde qui sert d'appui à l'os du bras : cette cavité est creusée à l'extrêmité du col de l'omoplate. De la partie supérieure & intérieure de cet os , s'éleve une éminence nommée *coracoïde* , qui contient le bras dans sa situation & qui donne attache à des muscles qui servent à le faire mouvoir.

40. Le bras est fait d'un seul os appellé *humerus*. On le divise ainsi que tous les os longs , en corps & en extrêmités. On remarque trois faces à son corps : elles sont séparées les unes

des autres par trois épines : l'extrêmité supérieure de cet os , forme une
tête : on y voit de petites tubérosités ,
qui donnent atache à plusieurs mufcles. On remarque auffi , à l'extrémité inférieure du même os , cinq
éminences , deux desquelles font deftinées à l'attache des muscles : ces
deux éminences fe nomment les condiles de l'humerus ; l'un eft interne
& l'autre externe. Des trois autres
éminences , il y en a deux qui fervent
à l'articulation de l'os du coude , & la
troifieme à celle du rayon. On remarque encore à cette même extrêmité ,
trois cavités ; une antérieure , une
moyenne & une poftérieure : elles
font deftinées à recevoir les apophyfes
de l'os du coude pendant les mouvemens de flexion & d'extenfion de ce
dernier os.

41. L'avant-bras eft compofé de
deux os (37). Celui qu'on nomme
coude fe divife en corps & en ex-

trêmités ; il est triangulaire. On y distingue trois crêtes & trois faces : on
voit à son extrêmité supérieure trois
éminences & trois cavités : les eminences ont reçu le nom de *coronoi-
de*, d'*olecrâne*, & de *moyenne*. La coro-
noide est reçue, pendant la flexion de
l'avant-bras dans la cavité antérieure
de l'humerus : l'olecrâne est reçue,
pendant l'extension de ce même os,
dans la cavité postérieure de l'humerus,
& la moyenne dans la cavité qui lui
répond : les trois cavités de ce même
os, sont les *semilunaires* qui reçoivent
les éminences de l'humerus & la *sig-
moïde* qui reçoit la partie supérieure,
latérale interne de l'os du rayon. On
voit également à l'extrêmité inférieure
de ce même os des éminences & des cavités qui servent à son articulation.

42. Le second os de l'avant-bras
nommé rayon, se divise aussi en corps
& en extrêmités. Son corps a pareillement plusieurs faces, & ses extrêmités

se terminent par des éminences & par des cavités propres à ses articulations.

L'os du coude s'articule avec l'humerus par un *gynglime* (21), l'articulation du rayon se fait par *genouil* (21) ce qui lui procure la facilité de suivre l'os du coude dans tous ses mouvemens.

43. La main, ainsi que nous l'avons déja observé (37), est formée par le carpe, le métacarpe & les doigts. Le carpe est composé de huit os diposés en deux rangs. On ne remarque que trois os dans le rang qui se trouve le plus proche de l'avant-bras ; le quatrieme est hors de rang. Ces os sont unis entr'eux, par des ligamens, qui ne permettent à chacun qu'un très petit mouvement ; mais ils se meuvent tous ensemble avec la main, dans le mouvement du poignet.

44. Le métacarpe est formé de quatre os, qui s'articulent par leurs extrémités supérieures avec les os du carpe

& par leurs extrêmités inférieures avec les doigts : ces os font irréguliérement triangulaires : ils forment la paume de la main.

45. Les doigts font composés de trois parties , connues fous le nom de phalanges. On en compte trois pour chaque doigt : la premiere phalange du pouce, s'articule par *gynglime*, avec le premier os du fecond rang de ceux du carpe ; & les quatre premieres des autres doigts avec les os correfpondans du métacarpe. Toutes ces phalanges font unies entr'elles par de forts ligamens. On remarque enfin un grand nombre de tendons qui s'inférent à ces os & qui fervent à faire mouvoir les doigts.

46. Les extrêmités inférieures font compofées de quatre parties ; favoir , de la cuiffe , du genouil , de la jambe & du pied (21).

La cuiffe ne comprend qu'un feul os qu'on appelle *femur* : le genouil eft formé par la *rotule* : la jambe est faite de deux os ; savoir, du *tibia* & du *peronné* : on divise le pied en trois parties, qui sont le *tarse*, le *métatarse* & les *orteils*.

47. Le femur est le plus gros & le plus long des os qui font partie du squelette : on le divise en corps & en extrêmités. Son extrêmité supérieure se termine par une tête, qui fait son articulation avec les os des isles : au-dessous de cette tête, ainsi qu'au-dessous de celles qui appartiennent à tous les os longs, on remarque une partie étranglée qu'on appelle le col du fémur : on remarque encore vers cette extrémité deux éminences appellées le grand & le petit *trokanter*. Ces éminences, comme nous l'avons déjà observé (17), servent à l'insertion des muscles qui font tourner la cuisse. On remarque quatre éminences à l'extrêmité inférieure de cet os, les deux extérieures s'appellent condiles ; les

deux autres n'ont reçu aucun nom , elles servent toutes les quatre à l'articulation de la cuisse avec la jambe.

On considere à la partie postérieure du femur une espece de crête qu'on appelle l'*épine* du *femur* & qui regne tout le long de son corps : cet os est courbé d'ariere en avant, de maniere que la partie antérieure forme une espece de bosse.

48. La rotule qui forme le genouil est située à la partie antérieure & inférieure du fémur. Elle est inégalement arrondie , sa face extérieure est convexe , l'intérieure est divisée en deux cavités séparée l'une de l'autre , par une petite éminence : elle est unie au fémur & au tibia par plusieurs ligamens parmi lesquels on en remarque un qui est très-considérable : elle est susceptible de plusieurs mouvemens : son usage est d'affermir l'articulation de la cuisse avec la jambe, d'empêcher que les tendons des muscles ne se

froiffent les uns contre les autres, lorfqu'on fléchit le genouil.

49. Le tibia eft un os dont la forme approche affez de la triangulaire:
on y diftingue trois faces. Les deux
antérieures forment par leur réunion,
une ligne faillante, qu'on appelle la
la *crête* du *tibia*. Cette crête eft fort
tranchante & occafionne la grande fenfibilité de cette partie de la jambe;
parceque les chairs qui la recouvrent
fe déchirent aifément lorfqu'on fe
donne quelque coup fur cette partie.
On divife encore le tibia en corps &
en extrémités; la fupérieure eft beaucoup plus large que l'inférieure : on
remarque, à l'une & à l'autre, des éminences & des cavités, qui fervent à
l'articulation de cet os : l'apophyfe qui
fe trouve à fa partie inférieure fe
nomme la *malleole interne*.

50. Le peronné a, à-peu de chofe
près, la figure du tibia, excepté qu'il
eft très grêle: on y diftingue également

un corps & deux extrêmités: son extrêmité inférieure forme la *malleole externe.*

51. On remarque en général, sur le corps de tous les os longs, mais surtout vers leurs parties supérieures, un ou plusieurs petits trous qui pénetrent obliquement dans leur épaisseur & qui vont s'ouvrir dans l'intérieur de ces os : ces trous donnent passage aux nerfs & aux vaisseaux qui se distribuent dans le corps des os , pour y porter la moelle & la nourriture qui leur est propre.

52. Le tarse est fait de sept os ; savoir, l'*astragal* qui forme le coude du pied : le *calcaneum* qui en forme le talon : le *scaphoïde* ou le *naviculaire:* le *cuboïde* & les trois *cunéiformes.* Le scaphoïde & le cuboïde doivent leur nom à leur figure : les trois cunéiformes sont ainsi nommés , parcequ'ils sont enchassés comme des coins entr'eux & entre les os circonvoisins.

53. Le métatarse comprend cinq os, tous irrégulierement triangulaires. Chaque orteil est composé de trois pieces qu'on appelle *phalanges*. Il faut cependant en excepter le premier ou le gros orteil qui n'en a que deux.

54. Outre les os que nous venons de décrire, on en remarque encore plusieurs qui ne se trouvent point dans tous les sujets : ce sont les os *vormiens* & les os *sésamoïdes* : les premiers se remarquent dans les sutures du crâne ; & ils ont été ensuite nommés du nom de *Vormius* qui prétend les avoir découverts.

Les os sésamoïdes se remarquent surtout dans les articulations des doigts & dans celles des orteils : ils ont été appellés sésamoïdes par rapport à leur figure qui ressemble assez bien à celle des grains de *sésame* ou *jugoline* (1).

____

(1) C'est une espece de digitale qui croit en Syrie. Consultez le dict. d'hist. nat. de Bomare. t. 3.

Vésale en découvrit quelques-uns sur la partie postérieure des condyles du fémur. (1) Leur usage est d'augmenter la force des tendons & de faciliter leurs mouvemens, de même que la rotule le fait, par rapport aux extensions de la jambe.

LEÇON II.

Des Muscles & de l'action musculaire.

55. LES *muscles* sont universellement reconnus pour les puissances motrices des différentes parties du corps humain. Qu'est-ce donc qu'un muscle ? comment les muscles sont-ils appliqués aux différentes parties qu'ils doivent mouvoir ? comment produisent-ils les mouvemens qu'on leur attribue ? C'est

____

(1) Instit. anat. pod. v. p. 31.

ce que je me propose de développer dans cette Leçon.

56. Les muscles ne sont autre chose que ce que le vulgaire connoît sous le nom de chair dans les animaux : la plus grande partie des viandes qu'on sert sur nos tables, n'est autre chose que des muscles.

On distingue dans un muscle son ventre & ses extrêmités : le ventre du muscle qui ne se trouve pas toujours au centre de sa figure, est sa partie charnue, molle & pour l'ordinaire rouge. Les extrêmités qu'il a plû à quelques Anatomistes de distinguer en tête & en queue, sont appellées *tendons*, lorsqu'elles se terminent sous la forme de cordons & *aponevroses*, lorsqu'elles s'épanouissent en membranes.

57. Le muscle en général est fait de l'assemblage de plusieurs fibres, qui sont plus resserrées vers les extrêmités, que dans la partie qui constitue son ventre. Plusieurs de ces fibres réunies,

forment des faisceaux qui sont renfermés dans une gaîne particuliere, faite de la production de la membrane commune qui enveloppe tout le muscle.

Lewenhoek avoit cru pendant long-tems, que les fibres des muscles étoient composées de petits globules : mais les ayant ensuite examinées avec de meilleurs microscopes, il trouva qu'elles étoient composées de fibres jointes les unes aux autres, d'une maniere fort serrée, & si petites que 50 ne faisoient ensemble qu'une largeur $= \frac{1}{22}$ de pouce (1) En supposant ici $\frac{1}{10}$ seulement, on en trouvera 1000 collées les unes contre les autres dans la largeur d'un pouce & 1000000 dans celle d'un pouce en quarré.

On remarque dans toute la substance du muscle un nombre infini de vaisseaux tant sanguins que lymphatiques, qui suivent, dans tous les muscles la mê-

––––––––––––––––––––

(1) Arcan. naturæ.

me difposition que les fibres mufculaires. On y remarque auffi un nombre
prodigieux de filets nerveux, qui fuivent pareillement la difpofition des
fibres charnues; mais qui s'épanouiffent
outre cela en membranes, qui enveloppent chaque petite fibre : ces filets
de nerfs envoient de côté & d'autre,
un très grand nombre de petits filets
nerveux qui coupent les fibres mufculaires à angles droits (1) ce font ces
deniers qui par leur réunion & leur
entrelacement forment la membrane
commune qui enveloppe tout le mufcle & qui conféquemment fourniffent
ces productions membraneufes qui
enveloppent les faifceaux mufculeux,
dont nous avons parlé au commencement de cet article.

58. Les mufcles ont reçu différens
noms, foit par rapport à la direction
de leurs fibres, foit par rapport à leur

---

(1) Deidier, Anat. raifon. p. 52.

situation : il y en a qu'on appelle *droits*, *obliques*, *quarrés*, *pyramidaux*, *trapezes*, &c. d'autres qu'on appelle *pectoraux*, *frontaux*.

Comme le dessein que je me propose dans ces Leçons, n'est que de donner une idée suffisante de l'anatomie, pour qu'on puisse saisir aisément le méchanisme de chaque fonction, je n'entrerai point dans un long détail sur les différens muscles du corps humain : je me contenterai de les indiquer seulement, ainsi que leurs attaches & leurs fonctions.

Des Muscles de la face.

59. On compte quatre muscles à la peau qui recouvre le crâne : deux qu'on appelle *frontaux*, qui prennent leur origine vers la suture qui unit le coronal aux pariétaux, & qui viennent se terminer vers les sourcils : l'usage de ces muscles est de rider ou d'étendre la peau qui tapisse le front.

Les deux autres muscles sont appellés *occipitaux*: on les regarde comme une continuité des deux premiers, & ils se terminent à la partie postérieure de l'os occipital: ils servent aussi à rider, ou à étendre la peau qui recouvre le crâne.

Les muscles de l'oreille sont une production de ces quatre muscles, & ils servent à mouvoir les cartilages qui composent l'oreille externe.

60. Les paupieres s'ouvrent & se ferment à l'aide de deux muscles, dont l'un est appellé le *releveur propre des paupieres*, l'autre l'*orbitaire des paupieres* : c'est ce dernier qui les ferme.

Chaque œil a six muscles, dont nous parlerons en traitant de cet organe.

61. Les levres exécutent tous leurs mouvemens par le moyen de treize muscles.

La levre supérieure se releve par deux muscles nommés *incisifs*, qui prennent leur origine à la circonférence

extérieure du bas de l'orbite & qui fe
terminent à l'endroit de la levre fupérieure qui répond aux dents incifives
(26) & s'attachent aux aîles du nez.

Les deux qui abbaiffent la même levre , font connus fous le nom de
triangulaires : ils partent de la levre
de la mâchoire inférieure , & viennent fe terminer à la commiffuredes
deux levres.

La levre inférieure exécute ces mê-
ines mouvements d'élevation & d'a-
baiffement à l'aide de quatre mufcles ;
favoir , deux qu'on appelle *canins* ;
parcequ'ils font fituées dans les foffes
extérieures des os maxillaires (25) vers
les parties qui répondent aux dents
canines de la machoire fupérieure (26).
Ces mufcles s'inferent à la levre inférieure , vers la commiffure des deux
levres : les deux autres qui abaiffent
cette levre font nommés *quarrés* , eu
égard à leur figure ; ils font placés
fur le menton , entre les mufcles trian-

gulaires dont nous venons de parler.

Outre ces muscles particuliers qui servent aux mouvemens propres des levres, on en remarque cinq autres, qu'on peut appeller communs, parce-qu'ils concourent en même tems aux mouvemens des deux levres : ces muscles sont 1°. les deux *zigomatiques*, qui partent de l'apophyse de même nom (24. n. 4.) & s'insérent à la commissure des levres : leur usage est de tirer les levres des deux côtés, lorsqu'ils agissent ensemble; ou d'un seul côté, si l'un des deux reste dans l'inaction. 2°. Les deux *buccinateurs*, ainsi nommés par rapport à leur principal usage : ces deux muscles qui forment une grande partie des joues, ont leur origine aux deux machoires vers les dernieres dents molaires (26), & vont s'insérer à la commissure des levres: ils servent aussi à tirer les levres de côté, & ils poussent outre cela les alimens vers la langue : ce sont eux qui se tuméfient & qui se portent au-dehors, lorsque la bouche est remplie d'air, comme il arrive, par exemple, lorsqu'on embouche un cor de chasse ou tout autre instrument de cette espéce. Le cinquieme muscle est appellé *orbiculaire* ; parcequ'il entoure les deux levres à la commissure desquelles il s'insére. Son usage est de les resserrer & de les remuer en-dehors & en-dedans.

61. Les mouvemens du nez dépendent de l'action de sept muscles 1°. des deux *releveurs* des aîles du nez, qui viennent du grand angle de l'œil & qui vont s'insére à la partie latérale & inférieure des aîles du nez, ils doivent leur nom à leur office, qui est de relever les narines.

2°. De *l'abaisseur* des aîles du nez, qui doit son origine à l'orbiculaire des levres & qui va s'insérer au-dessous du nez, pour tirer à lui & abbaisser les narines.

3°. Des deux *mirtyformes*, ainsi nommés par rapport à leur figure, qui partent de part & d'autre de l'incisif de la levre supérieure (61) & qui se terminent aux aîles du nez. Ces deux muscles concourent quelquefois avec l'air qui sort dans l'expiration, à dilater les narines.

4°. Des deux *orbiculaires* des narines qui partent des parties latérales & inférieures des narines pour les entourer, & qui concourent par leur contraction à les resserrer.

63. On compte ordinairement dix muscles pour la machoire inférieure. 1°. Deux *Crotaphites* un de chaque côté qui viennent des cavités des tempes & qui s'inserent à l'apophise coronoïde (25) qu'ils relevent & qu'ils resserent.

2°. Cette action est aidée par celle de deux autres muscles nommés *pterigoïdiens internes*, qui prennent leur origine dans les fosses internes des apophyses pterigoïdes de l'os sphenoïde, & qui viennent s'insérer à l'angle de la machoire inférieure.

3°. Deux muscles *digastriques*, ainsi appellés parcequ'ils ont deux ventres : ils partent l'un & l'autre de la rainure qu'on remarque derriere l'apophyse mastoïde (24. n. 4) , & ils viennent se terminer aux inégalités qu'on voit intérieurement au bas de *la symphise* du menton : leur usage est d'abaisser la machoire inférieure.

4°. La machoire est portée de côté & d'autre par l'action des deux *masse-ters* qui naissent & du dessus de l'os de la pomette & du dessous du zigoma (25. n. 5.) & vont s'insérer à l'angle de la machoire inférieure.

5°. La même mâchoire se porte en-devant par la contraction des deux *pterigoïdiens* externes , qui viennent des fosses extérieures des apophyses pterigïodes du sphenoïde , & qui se terminent à la machoire inférieure , entre ses condiles & ses apophyses coronoïdes (25).

Des Muscles de la Tête.

64. Les mouvemens de la tête dépendent de l'action de quatorze muscles.

Elle se fléchit en devant par le moyen de deux muscles qui concourent aussi à abaisser la mâchoire inférieure, & qui sont connus sous le nom de *sternocle do-mastoidien*, eu égard à leurs attaches Ces muscles partent de la partie supérieure du sternium (55), s'attachent à la clavicule (38), & viennent s'insérer à l'apophyse mastoïde du temporal (24. n. 4.).

La tête se porte en arriere par l'action simultanée de huit muscles ; savoir ; 1°. les deux *splenius* qui partent des apophyses épineuses des premieres vertebres du dos (28) & vont s'insérer à l'os occipital. 2°. Les deux *complexus* qui partent des apophyses transverses des mêmes vertebres (28), & se terminent aussi à l'os occipital. 3°.

3°. Les deux *grands droits*, qui viennent de l'apophyse épineuse de la seconde vertebre du col, & se terminent à la partie inférieure du même os occipital 4°. Les deux *petits droits*, qui prennent leur origine à la partie postérieure de la premiere vertebre du col, & se terminent au même endroit que les précédens.

La tête exécute ses mouvemens de rotations, par le moyen de deux muscles appellés *grands obliques*, qui viennent de l'apophyse épineuse de la seconde vertebre du col, & vont s'insérer obliquement à l'apophyse transverse de la premiere vertebre.

Elle demeure fixe & tendue à l'aide de deux muscles appellés *petits obliques*, qui partent des apophyses transverses de la premiere vertebre du col, & qui s'inserent aux parties latérales de l'os occipital.

65. Nous parlerons des muscles de l'os *yoïde*, ainsi que de cet os, de ceux

du *larynx* & du *pharynx*, lorſque nous expliquerons la formation de la voix. Nous indiquerons ceux de la langue, lorſque nous parlerons de cet organe.

Des Muſcles du Col.

66. On compte ſix muſcles au col. 1º. Les deux *longs fléchiſſeurs* ainſi nommés, parcequ'ils ſervent à fléchir le col: ils contribuent auſſi en même tems, à la flexion de la tête. Ces deux muſcles prennent leur origine latéralement ſur le corps des trois premieres vertebres du dos, & viennent s'inſérer ſur toutes les vertebres du col, juſqu'à la premiere excluſivement. 2º. Les deux *épineux* qui partent des apophyſes épineuſes des ſept vertebres ſupérieures du dos, & qui s'inſérent au corps de toutes les vertebres du col, juſqu'à la partie poſtérieure de la premiere. Ces deux muſcles, ainſi que les deux derniers que nous appellons *tranſverſaux*, ſervent à étendre le col, & à porter la tête en arriere, lorſqu'ils agiſſent

tous ensemble ; mais leur usage est de nous faire pancher la tête d'un côté ou d'un autre, lorsqu'ils agissent séparément, c'est-à-dire, lorsqu'il n'y a que ceux d'un côté ou de l'autre, qui se contractent. Ces derniers muscles, savoir les transversaux, partent ordinairement des apophyses transverses de toutes les vertebres du dos, quelquefois des dix supérieures, & s'inserent aux mêmes apophyses des vertebres du col, pour se terminer postérieurement à la premiere de ces vertebres que nous avons nommées *atlas* (28).

Des Muscles de l'Omoplate.

67. L'omoplate exécute ses mouvemens à l'aide de six muscles ; savoir, deux qu'on appelle communs, & quatre qui lui sont propres. Ces derniers sont, 1º. le *trapeze*, que quelques-uns nomment *le capuchon*. Il vient de la partie postérieure & inférieure de l'occipital, il s'attache en chemin aux

apophyſes épineuſes des vertebres du
dos & du col , & va s'inférer au-deſſus
& tout le long de l'épine de l'omoplate (39). Ce muſcle ſert à porter cet
os, en bas & en arriere, ſuivant les différentes modifications qu'il reçoit dans
ſa contraction. Lorſqu'il tire l'omoplate
en arriere , il eſt aidé , ou pour mieux
dire, il ſe joint à l'action du *rhomboïde*,
qui vient des apophyſes épineuſes des
ſix dernieres vertebres du col , & des
mêmes apophyſes des trois vertebres
ſupérieures du dos, & s'inſere à la baſe
de l'omoplate. Le trapeze concourt auſſi
avec le *releveur propre* de l'omoplate. Ce
dernier part des apophyſes transverſes
des trois vertebres ſupérieures du col ,
pour s'inférer à l'angle ſupérieur de
l'omoplate , qu'il releve & qu'il porte
en haut , lorſqu'il entre en contraction. L'omoplate eſt enfin portée en
avant par le *petit pectoral* , que quelques-uns appellent le *petit dentelé an-*
térieur. Ce muſcle eſt couché ſous un
autre plus grand , qui concourt au

même effet , & qu'on appelle le *grand pectoral*. Le petit dentelé prend son origine à la partie osseuse des quatre premieres vraies côtes (32) , & s'insere à l'apophyse *coracoïde* de l'omoplate (39). Les deux muscles communs de cette partie , sont le grand pectoral , dont nous venons de parler , & le très long qui joint son action à celle de trapeze pour tirer l'omoplate de haut en bas. Nous décrirons ces deux muscles dans une autre occasion.

Des Muscles du Bras.

68. On compte neuf muscles qui concourent conjointement ou séparément aux différens mouvemens du bras. Ces muscles sont distingués en propres & en communs. Ces derniers ne sont qu'au nombre de deux.

1°. Le *deltoïde* qui part de la moitié de la clavicule (38) , *de l'acromion* (39) & de l'épine de l'omoplate (39) , va s'inférer à la tête de l'humerus (40) qu'il rencontre, & s'étend jusqu'à la partie supérieure & externe du même os. L'usage de ce muscle est d'élever le bras de bas en haut.

2°. Le bras est encore relevé par le *sus-épineux*, ainsi nommé parcequ'il est placé dans la fosse creusée au-dessus de l'épine de l'omoplate (39). Ce muscle s'insere au col de l'humerus.

3°. Le *grand dorsal* ou le *très large*, est un muscle qui est destiné à tirer l'omoplate de haut en bas, & qui concourt aussi à produire le même effet dans le bras. Ce muscle part des apophyses épineuses de l'os sacrum (35) des mêmes apophyses lombaires (28), & des fausses côtes (32), & vient s'insérer à l'angle inférieur de l'omoplate, & à la partie supérieure & interne de l'humerus.

4°. Le *grand rond*, dont la fonction est de retirer le bras de haut en bas, prend son origine à l'angle inférieur de l'omoplate, & s'insere de la même

maniere que le précédent à la partie
supérieure & interne de l'humerus.

5°. Le *grand pectoral* est encore
commun à l'omoplate qu'il porte en
avant, ainsi que le bras. Ce muscle
part de la jonction des sept vraies côtes
avec le sternum (32), s'attache à la
moitié de la clavicule (38), & s'insere
à la partie supérieure & antérieure de
l'humerus.

6°. Le *coracoïdien* est un muscle
propre du bras, dont la fonction est de
le porter en avant ; ce muscle prend
son origine à l'apophyse coracoïde de
l'omoplate (39), & s'insere à la partie
moyenne & inférieure de l'humerus.

7°. Le *sous-épineux* ainsi nommé,
parcequ'il vient d'une cavité creusée
au dessous de l'épine de l'omoplate (39)
& qu'on appelle sous - épineuse. Ce
muscle s'insere postérieurement au col
de l'os du bras qu'il tire en arriere dans
sa contraction.

8°. Le *petit rond* concourt à produire

le même effet que le précédent , & a la même insertion que lui ; mais il prend son origine à l'angle inférieur de l'omoplate.

9°. Le *sous-scapulaire* que quelques-uns nomment le *portefeuille* , concourt encore au même effet que les deux précédens avec lesquels il s'insere égale-ment. Ce muscle vient de toute la surface interne de l'omoplate.

Des Muscles de l'avant - bras & de la main.

69. L'avant - bras exécute tous ses mouvemens à l'aide des dix muscles suivans.

1°. Deux fléchisseurs : savoir , le *biceps* & le *brachial interne*. Le premier a deux origines , l'une à l'apophyse coracoïde (39) , l'autre au bord de la cavité de l'omoplate qui sert à l'articulation de l'humerus , & il s'insere par un seul tendon à la partie supérieure , moyenne & interne du rayon (42). Le

brachial interne part de la partie moyenne & interne de l'humerus, & s'insere à la partie interne & supérieure de
l'os du coude (41).

2°. Quatre extenseurs, savoir, le
long & le *court extenseur*, le *brachial
externe*, & l'*inconeus*.

Le *long extenseur* prend son origine
vers le col de l'omoplate, & son tendon va s'insérer à la partie supérieure
& postérieure de l'os du coude.

Le *court extenseur* part de la partie
supérieure de l'humerus, & s'insere au
même endroit que le précédent, ainsi
que le brachial externe qui vient de la
partie moyenne & externe de l'humerus.

L'*inconeus* tire son origine du condile externe de l'os du bras (40), &
s'insere à la partie supérieure & externe
de l'os du coude.

3°. Deux *pronateurs* ainsi nommés,
parcequ'ils concourent au mouvement
de pronation, c'est-à-dire, qu'ils tour-

nent conjointement le rayon & la main de dehors en dedans. Ces deux muscles sont le *rond* & le *quarré*.

Le *rond*, ainsi nommé par rapport à sa figure, prend son origine à la partie interne de l'os du bras, & s'insere à la partie interne & moyenne du rayon. Le *quarré* vient de la partie interne & inférieure de l'os du coude, & s'attache à la partie interne & inférieure du rayon.

4°. Deux Supinateurs qui produisent le mouvement de supination, c'est-à-dire, qui tournent le radius & la main de dedans en dehors. Ces muscles sont le *long* & le *court supinateur*.

Le *long supinateur* vient de la partie inférieure & externe de l'humerus, & va s'insérer à la partie externe & inférieure du rayon. Le *court supinateur* part du condile interne de l'os du bras, & s'insere à la partie supérieure du rayon.

70. On compte quatre muscles au poignet ; savoir, deux fléchisseurs & deux extenseurs. Les deux premiers sont le *cubital* & le *radial internes*.

Le *cubital interne* vient du condile interne de l'humerus , & s'insere à l'os du métacarpe , qui s'articule avec le petit doigt. Le *radial interne* vient de l'apophyse interne de l'humerus , & s'insere à l'os du métacarpe qui s'articule avec le doigt index.

Les deux extenseurs sont le *cubital* & le *radial externes*. Tous les deux prennent leur origine au condile externe de l'humerus pour s'insérer, l'un, savoir , le *cubital* à l'os du métacarpe qui s'articule avec le petit doigt ; & l'autre , 1°. à l'os du métacarpe qui s'articule avec le doigt du milieu. 2°. par un second tendon à l'os du métacarpe qui s'articule avec l'index.

Des Muscles des Doigts.

71. Les doigts exécutent différens mouvemens ; ils se fléchissent, ils s'étendent, ils s'éloignent & ils s'approchent les uns des autres. Tous ces mouvemens dépendent de l'action de vingt-trois muscles.

1°. Deux qu'on appelle, eû égard à leur fonction, les fléchisseurs des doigts, qui sont le *sublime* & le *profond*. Le premier tire son origine du condile interne de l'humerus, & va s'insérer par quatre tendons à la seconde phalange de tous les doigts, à l'exception du pouce. Le *profond* part de la partie interne de l'os du coude, pour s'insérer pareillement par quatre tendons, à l'extrémité de la derniere phalange des doigts, & pareillement à l'exception du pouce.

2°. Trois extenseurs des doigts; l'un qu'on appelle *extenseur commu*, qui vient du condile externe de l'humerus,

& qui s'insere extérieurement par quatre tendons aux dernieres phalanges
des doigts, à l'exception du pouce. Le
second est appellé *extenseur de l'index*,
parcequ'il ne sert qu'à étendre ce
doigt : il prend son origine à la partie
moyenne & externe de l'os du coude ,
& il s'insere extérieurement à la derniere phalange de l'index. Le troisieme
est connu sous le nom d'*extenseur du
petit doigt*, eu égard à sa fonction Ce
muscle vient de la partie externe &
supérieure du rayon , & s'insere extérieurement à la derniere phalange du
petit doigt.

3°. Les muscles du pouce sont au
nombre de cinq ; savoir ; un *fléchisseur* , deux *extenseurs* , un *abducteur* ,
qui éloigne le pouce des autres
doigts , & un *adducteur* qui l'en rap-
proche.

Le *fléchisseur propre* du pouce prend
son origine à la partie supérieure &

interne du rayon, & s'infere à la derniere phalange du pouce.

Les deux extenseurs sont appellés le
long & le *court extenseur*. Le premier
part de la partie supérieure interne de
l'os du coude, & s'insere à la premiere
& à la derniere phalange du pouce. Le
court extenseur vient du même endroit
que le précédent, un peu au-deſſous
de l'os, & ne s'insere qu'à la derniere
phalange du pouce.

L'abducteur du pouce eſt nommé
tenar : il vient de l'os du métacarpe,
qui s'articule avec l'index, & s'insere
intérieurement & latéralement au premier oſſelet du pouce.

4°. Les autres muſcles des doigts
ſont appellés en général, leurs abduc-
teurs & leurs adducteurs.

L'un eſt nommé l'*hypotenar* ; il éloigne le petit doigt des autres doigts. Ce
muſcle vient de la partie extérieure du
carpe & du métacarpe, & s'insere

intérieurement à la premiere phalange du petit doigt.

Le second eſt nommé le *palmaire*. Son uſage eſt de contribuer à creuſer la main pour former ce qu'on appelle le *gobelet de Diogene*. Ce muſcle naît par un principe charnu du condile interne de l'humerus, & s'étend ſur toute la paume de la main.

Les ſuivans ſont appellés *vermiculaires*, ou *lombricaux*. Ils ſont au nombre de quatre. Ils viennent des tendons du ſublime (n. 1.), & s'inſerent à la premiere phalange des doigts, à l'exception du pouce. Ils concourent à l'action du ſublime & du profond (n. 1.).

Les ſix derniers ſont nommés *interoſſeux*. Il y en a trois qui ſont externes, & trois qui ſont internes. Les premiers font que les doigts s'éloignent du pouce. Ils partent des parties internes du métacarpe, & ils s'inſerent à la partie externe des doigts, du côté qu'ils ſont oppoſés au pouce. Les internes qui ſervent à rapprocher les doigts du côté du pouce, viennent des parties externes du métacarpe, & s'inserent à la partie interne des doigts, du côté qu'ils regardent le pouce.

Des Muscles du Tronc.

72. Nous ne considererons ici que les muscles qui appartiennent aux lombes, parceque nous aurons occasion de parler des autres en traitant de la poitrine & de la respiration.

Les mouvemens des lombes dépendent de l'action de six muscles.

1°. Deux *triangulaires* qui servent à fléchir les lombes. Ces muscles tirent leur origine du bord extérieur des os des isles (34), & des parties latérales & supérieures de l'os sacrum (35), & ils s'attachent à toutes les apophyses transverses des vertebres des lombes, pour se terminer ensuite à la derniere des fausses côtes.

2°. Deux *épineux* qui viennent

des apophyses épineuses de l'os sacrum, & de toutes celles des vertebres des lombes, & vont s'attacher aux
apophyses transverses des vertebres du
dos & du col, pour se terminer à cette
portion du col, qu'on appelle la *nu-
que*.

3°. Deux *sacrés* ainsi nommés, par-
qu'ils viennent de la partie postérieure
de l'os sacrum; ils s'inserent à toutes
les apophyses transverses de la colonne
vertebrale. Ces deux-ci, ainsi que les
deux précédens, servent à l'extension
des lombes, lorsque nous les por-
tons sur le côté, & ces mouvemens
dependent de la contraction successive
de ces muscles.

Des Muscles de la Cuisse.

73. Treize muscles concourent conjointement ou séparément, à procurer
à la cuisse tous les mouvemens que
nous lui connoissons. Ces muscles
sont :

1°. Le *psoas* ou *lombaire*, l'*iliaque* & le *pectineus*, qui servent aux mouvemens de flexion de la cuisse.

Le *psoas* vient du corps de la derniere vertebre du dos, & s'insere au petit trokanter (47).

L'*iliaque* part de la partie extérieure de la circonférence de l'os iléon (34), & se termine un peu au-dessous du psoas.

Le *pectineus* vient de la partie supérieure de l'os pubis (34), & se termine au-dessous des deux précédens.

2°. L'extension de la cuisse s'exécute par l'action congenere de trois muscles, connus sous le nom de *fessier*, *grand*, *moyen & petit*.

Le *grand fessier*, autrement le *fessier externe*, prend son origine au bord externe de l'*ischium* (34), & aux parties épineuses du sacrum & du coccyx (36). Ce muscle s'insere à deux travers de doigt au-dessous du grand trokanter (47).

Le *moyen fessier* vient de la face externe des os des isles (34), & se termine au grand trokanter.

Le *petit fessier* vient du milieu de la face externe de l'iléon, & s'insere à la partie cave du grand trokanter.

3°. La cuisse se porte au dehors par l'action de quatre muscles, savoir, le *pyriforme*, les deux *gemeaux* & le *quarré*.

Le *pyriforme* vient de la partie inférieure & extérieure de l'os sacrum ; le premier des *gemeaux*, de l'épine postérieure de l'os ischion ; le second des gemeaux, ainsi que le quarré, de la tuberosité du même os, & ils s'inférent tous les quatre à la cavité du grand trokanter.

4°. La cuisse est portée en dedans par un adducteur nommé *triceps*, parcequ'il a une triple origine. Ce muscle naît de la partie supérieure, moyenne & inférieure du pubis, & s'insere le long de la crête du fémur.

5°. Les mouvemens de rotation de la cuisse dépendent de deux muscles connus sous le nom d'*obturateurs*, l'un interne & l'autre externe. Ce dernier vient de la partie extérieure du contour du trou de l'os pubis, & l'interne du contour interne du même trou. L'un & l'autre s'inserent à la cavité du grand trokanter.

Des Muscles de la Jambe.

74. On compte onze muscles à la jambe : quatre extenseurs, quatre fléchisseurs, un qui la porte en dedans, & deux qui la portent en dehors.

1°. Les quatre extenseurs sont le *droit grêle antérieur*, le *vaste externe*, le *vaste interne* & le *crural*.

Le *droit grêle antérieur* vient de l'épine inférieure & antérieure des os des isles. Le *vaste externe* du grand trokanter, le *vaste interne* du petit trokanter. Le *crural* de toute la partie antérieure du fémur. Ces quatre muscles vont

s'insérer ensemble à la partie supérieure
& antérieure du tibia (49).

2°. Les quatre fléchisseurs sont le
grêle postérieur, le *demi-nerveux*, le
demi-membraneux, & le *biceps*.

Le *grêle postérieur* prend son origine
à la partie inférieure de l'os pubis,
pour s'insérer à la partie supérieure &
postérieure du tibia.

Le *demi-nerveux*, ainsi que le *demi-membraneux*, partent l'un & l'autre de
de la tuberosité de l'os ischion. Le premier s'insere au-dessus de la tête du tibia, & le second à la partie postérieure
de la même tête.

Le *biceps*, ainsi nommé, parcequ'il
a une double origine, vient, 1°. de la
tuberosité de l'ischion, au-dessous des
deux précédens. 2°. de la partie postérieure & moyenne du fémur, & va
s'insérer à la partie supérieure & postérieure du péroné (50).

3°. Le *couturier* qui porte la jambe
en dedans, vient de la partie supérieure

& antérieure de l'épine de l'os iléon, & s'insere à la partie supérieure du tibia.

4°. Le *fascia lata* qui la porte en dehors, prend son origine au même endroit que le précédent, & se termine à la partie supérieure & externe du péroné. L'action de ce muscle est aidée par celle d'un autre qu'on appelle *poplité*, qui vient du condile externe du fémur (47), & qui se termine à la partie postérieure & supérieure du tibia.

Des Muscles du Pied.

75. Le pied est susceptible de deux mouvemens, flexion & extension. Ses mouvemens de flexion dépendent de deux muscles; savoir, du *jambier antérieur* & du *péronier antérieur*. Ses mouvemens d'extension s'exécutent à l'aide de six muscles; savoir, les deux *gemeaux*, le *solaire*, le *plantaire*, le *jambier postérieur*, & le *péronier postérieur*.

1º. Le *jambier antérieur* prend son origine à la partie supérieure & externe du tibia , & se termine à la partie supérieure & antérieure des os naviculaire & cunéiformes (51).

Le *péronier antérieur* vient de la partie moyenne & externe du péroné , & s'insere à la partie latérale & extérieure l'os cuboïde (52).

2º. Les deux *gemeaux* partent , l'un du condile interne , & l'autre du condile externe du fémur , & s'inserent l'un & l'autre à la partie postérieure & supérieure du calcaneum (52).

Le *solaire* vient de la partie supérieure & interne du péroné , & se termine au même endroit que les deux précédens.

Le *jambier postérieur* naît de la partie postérieure & supérieure du tibia , & s'insere à l'os naviculaire (52).

Le *péronier postérieur* vient de la partie postérieure & supérieure du péroné , & se termine à la partie externe & latérale de l'os cuboïde (52).

Des Muscles des Orteils.

76. Les mouvemens des orteils sont produits par le concours de quinze muscles ; savoir, le *long* & le *court extenseur*, l'*extenseur propre* du gros orteil, le *sublime*, le *profond*, le *fléchisseur propre du pouce*, les six *interosseux*, le *tenar*, l'*antitenar*, & l'*hypotenar*.

1°. Le *long* & le *court extenseur* ainsi nommés, parcequ'ils produisent les mouvemens d'extension des orteils, à l'exception du gros, prennent leur origine, l'un, savoir, le long extenseur à la partie supérieure & interne du péroné, & l'autre à la partie antérieure du calcaneum & de la malléole externe (50), & s'inserent l'un & l'autre à la derniere phalange des quatre orteils qu'ils font mouvoir.

2°. L'*extenseur propre* du gros orteil vient de la partie moyenne & antérieure du tibia, & se termine à la seconde phalange de cet orteil.

3°. Les

3°. Le *sublime* & le *profond* concourent à fléchir les orteils , à l'exception du gros. Le premier prend son origine à la partie postérieure du calcaneum, & se termine à la seconde phalange des orteils. Le *profond* part de la partie postérieure & supérieure du tibia , & s'insere à la derniere phalange des orteils.

4°. Le *fléchisseur propre* du gros orteil vient de la partie supérieure du péroné , & se termine au dernier os de cet orteil.

5°. Les six *interosseux* sont divisés en trois internes & en trois externes. Les premiers éloignent les doigts les uns des autres ; ils viennent séparément de la partie interne de l'os du métatarse d'un orteil (53), & s'inserent à la partie externe de l'autre doigt.

Les externes approchent les orteils les uns des autres. Ils viennent de la partie externe de l'os du métatarse d'un

Tome I. G

orteil ; ils s'inferent à la partie interne de l'autre orteil.

6°. Le *tenar* approche le gros orteil des autres doigts. Il vient de la partie interne & latérale du calcaneum, & il s'insere à la partie latérale du gros orteil.

L'*antitenar* éloigne le gros orteil des autres doigts. Il prend son origine à la plante du pied, & il s'insere aux os du gros orteil.

L'*hypotenar* écarte le petit orteil des autres. Il vient de la partie externe & latérale du calcaneum, & il s'insere à la partie latérale du petit doigt.

De l'Action Musculaire.

77. Tous les Muscles que nous venons d'indiquer, agiffent de la même maniere fur les parties qui font foumifes à leur action. On découvre dans tous la même méchanique. Ils repréfentent partout des leviers du troifieme genre,

puifque la puiffance qui eft le ventre,
ou la partie charnue du mufcle, eft
toujours placée entre le point d'apui,
qui eft l'endroit où le mufcle prend fon
origine, & la réfiftance qui eft la partie
à laquelle il s'infere, & qu'il doit
mouvoir.

Or, perfonne n'ignore que non-feulement une puiffance n'acquert aucun
avantage contre la réfiftance qu'elle fe
propofe de vaincre, lorfqu'elle agit
contr'elle à l'aide d'un levier du troifieme genre, mais qu'au contraire tout
l'avantage du levier tourne au profit de
la réfiftance, ainfi que je l'ai démontré
dans mes leçons de phyfique (a). Les
puiffances animales doivent donc em-
ployer beaucoup de forces pour agir!
Cette difpofition des mufcles fait naturellement naître une queftion qui mérite de trouver ici fa place ; favoir,
pourquoi la nature a fi peu profité des

____

(a) T. 1. p. 252.

avantages de la méchanique dans la
disposition des muscles ? Pourquoi n'a-
t-elle point disposé les puissances animales, de façon qu'elles eussent tout
l'avantage possible contre les résistances
qu'elles ont à vaincre ? Pourquoi a-t-
elle si peu ménagé des forces qui paroissent exiger les plus grands ménagemens ?

1°. La conformation du corps s'op-
pose manifestement à une autre disposition des muscles. Soit en effet F G
(fig. 1.), représentant, par exemple,
l'humerus, & A B un des os de l'avant-
bras, tel que le rayon. Supposons maintenant que le muscle E D prenne son
origine au point D, & qu'il s'insere en
E, extrémité du rayon ; ce qui for-
mera un levier du second genre, puisque la résistance sera alors placée entre
le point d'appui & la puissance. Or en
ne considérant ici que le mouvement de
flexion par lequel cet os est porté autour
du centre C, de E en H, en décrivant

l'arc E X H ; je remarque que ce mouvement ne peut avoir lieu , que par la
contraction , & conséquemment par le
raccourcissement du muscle E D : cela
posé , pour que l'extrémité B du rayon
A B parvienne en H , il faut de toute
nécessité que la longueur D E de ce
muscle, soit réduite à celle de MD. La
peau sera donc alors obligée de recouvrir toute la surface du triangle MDR,
& le bras deviendra alors plus gros que
le corps. Que deviendra donc la grosseur de ce bras , si les deux fléchisseurs
de l'avant-bras sont disposés de la même
maniere,& qu'ils se contractent en même tems? Le bras deviendra donc alors
d'une grosseur énorme. Ce que je dis
du mouvement de flexion de l'avant-
bras, doit s'entendre également de ses
autres mouvemens , & doit s'appliquer
pareillement à toutes les parties du
corps , d'où nous pouvons juger aisément , que le corps de l'homme deviendroit difforme , si les muscles qui

G iij

font mouvoir toutes ses parties, agis-
soient comme des leviers du second
genre.

2°. Imaginera-t-on, pour obvier à
cet inconvénient, de ne donner au
ventre du muscle, que l'étendue D R
(fig. 1.), & de former le reste R E d'un
tendon qui seroit appliqué contre le
corps de l'os AB, & qui seroit retenu à
l'aide d'une bride ou d'un ligament annulaire placé en R. On remédieroit à
la vérité, en grande partie, au défaut
que nous venons d'exposer ; mais cette
nouvelle disposition auroit aussi ses in-
convéniens. Car, 1°. si on produisoit
ainsi les tendons pour former des leviers
du second genre, ils occuperoient
beaucoup plus de place qu'ils n'en occupent dans l'état actuel. 2°. Les leviers ne jouiroient point même encore
de tout l'avantage qu'on imagine : car
en supposant que le tendon R E dé-
meure parallele aux os G F & A B, ou
qu'à l'endroit de son insertion E, il

forme avec l'os A B un angle très aigu,
ce tendon n'agira qu'avec très peu de
forces pour élever l'os qu'il doit mouvoir , quoique la puissance , c'est-à-
dire le ventre du muscle , se contracte
avec une force considérable ; parceque
toute force qui agit aussi obliquement
perd une grande partie de son intensité (a). Cette nouvelle disposition des
muscles seroit donc très peu favo-
rable à la puissance , & elle occasionneroit encore des difformités qu'on ne
remarque point dans leur disposition
actuelle.

L'Auteur de la nature a donc donné
à l'homme une preuve de son intelligence suprême , en négligeant de profiter des avantages de la méchanique dans la disposition des puissances
animales ; & si cette disposition qu'il
a choisie , décele une intelligence si
marquée , nous trouvons pareillement

(a) Leçons de phys. expérim. T. 1. p. 261.

G iv

une preuve bien sensible de sa magni-
ficence dans les forces qu'il a accordées
à ces mêmes puissances. En effet, d'a-
près le calcul de *Borelli* (*a*) , la force
du biceps & du brachial interne qui
bandent le coude lorsque le bras est
dans une situation horisontale, est
vingt fois plus grande que le poids
qu'ils peuvent soutenir, puisqu'il est
démontré, suivant ce célebre Médecin, que leurs forces surpassent celle
d'un poids de 560 livres, & que
celui qu'ils peuvent soutenir, n'excede
pas vingt-six livres. Ceux qui seront
curieux de connoître les forces qui
font distribuées dans les muscles du
corps humain, pourront consulter l'excellent ouvrage de *Borelli* ; mais il est
bon de leur faire remarquer qu'ils ne
doivent pas s'en rapporter absolument
aux résultats qu'ils y trouveront ; car ce
célebre Physicien a supputé ces forces

____

(*a*) Borelli de motu animal.

en supposant par-tout que l'action de
la puissance étoit directe & perpendi-
culaire à l'obstacle , ce qui est évidemment faux dans le plus grand nombre
de circonstances : outre cela il a regardé le point d'appui comme inva-
riable, pendant toute la durée des mouvemens d'une partie sur une autre , ce
qui ne se rencontre presque jamais,
&c. Il faut donc diminuer, & même
considérablement, la plus grande partie
des résultats qu'il nous a donnés.

Ce fut M. *Parent* qui apperçut un
des premiers ces défauts d'exactitude
qui se trouvent dans les supputations
de *Borelli* , ce qui l'engagea à donner
une théorie générale de ces sortes de
mouvemens dans un Mémoire fort curieux , sur la réduction des mouvemens
des animaux aux Loix de la Méchanique (a).

78. Après avoir considéré la structure

____

(a) Mém. de l'Acad. des Scienc. an. 1701.

des muſcles, la maniere ſelon laquelle
ils ſot adaptés aux parties qu'ils doivent mouvoir, il eſt naturel d'examiner comment ils produiſent des effets
auſſi merveilleux, ou pour mieux dire,
il eſt naturel d'examiner comment
s'exécute l'action muſculaire.

Tout le monde convient que l'action
muſculaire conſiſte dans la contraction
des fibres charnues des muſcles, d'où
reſulte pour l'ordinaire un mouvement
local des parties auxquelles ces muſcles
ſont attachés.

Ce mouvement eſt de trois eſpeces;
on l'appelle *volontaire*, lorſqu'il dépend de nous, & qu'il s'exécute au
gré de nos deſirs; tel eſt le mouvement
des pieds, des mains, &c. On le nomme
méchanique, lorſqu'il ne dépend point
de la volonté; tel eſt le mouvement du
cœur. On lui donne le nom de *mixte*,
lorſqu'il s'exécute par des loix générales; mais qu'il peut être augmenté,
diminué, ou même ſuſpendu au gré

de la volonté ; comme on le remarque dans la respiration.

De quelque espece que soit le mouvement musculaire, il dépend toujours de la même cause ; ainsi nous parlerons de l'action musculaire en général.

Avant de rapporter les différens sentimens que cette question a fait naître, il faut faire attention aux phénomenes que l'action musculaire nous offre à considérer.

On convient universellement que le muscle se durcit, pendant sa contraction ; que ses fibres se resserrent les unes contre les autres, & qu'il pâlit à sa surface ; on remarque outre cela que l'action musculaire decele souvent une force très considérable dans le muscle qui est en contraction & que cette contraction s'exécute dans bien des cas, avec une promptitude surprenante. Or comment se produit donc cette action? c'est sur quoi les sentimens sont encore partagés.

79. On peut ranger sous quatre classes, la multitude d'hypothéses qu'on a imaginées jusqu'à présent, pour expliquer l'action musculaire.

1°. Les uns n'ont eu recours qu'à l'influx des esprits animaux.

2°. Les autres n'ont voulu faire dépendre cette action que du sang.

3°. D'autres ont combiné ensemble les deux fluides.

4°. Plusieurs enfin ne font dépendre l'action musculaire, que du sang & du ressort des nerfs. Nous allons exposer ces différentes hypotheses, le plus succinctement qu'il nous sera possible, & nous ferons voir en même tems ce qu'on peut dire, soit en leur faveur, soit à leur désavantage.

80. La premiere des quatre hypothéses que je viens d'annoncer, est la plus ancienne de toutes celles que je connois. On y fait dépendre l'action musculaire de l'*inanition* ou de la *repletion* des nerfs. Voici comment rai-

sonnent les partisans de cette opinion (*a*). Lorsque les nerfs sont dépour-
vus d'esprits animaux , ils se retirent
vers leur principe ; ils attirent à eux
les parties musculeuses auxquelles ils
appartiennent , & conséquemment les
parties que ces dernieres doivent mouvoir. Il doit donc arriver la même chose
suivant eux, lorsque les nerfs sont rem-
plis outre mesure de ce même esprit
animal , parce qu'alors la tuméfaction
les racourcit & les reporte pareillement
vers leur origine : mais quelles causes
produisent cette inanition ou cette
réplétion ? c'est ce qu'ils n'expliquent
point.

On sent aisément la fausseté de cette
opinion : car, pour que l'inanition ou
la réplétion des nerfs , si tant est qu'elles aient lieu , pussent produire le raccourcissement des muscles , & conséquemment le mouvement local des

____

(*a*) Sindrossius de mot. mus. §. 27. p. 102.

parties auxquelles ils sont attachés;
il faudroit que l'insertion des nerfs dans
les muscles se fît constamment vers
la tête du muscle, afin que venant à se
raccourcir, ils pussent tirer à eux l'autre extrêmité du muscle. Or, l'anatomie nous apprend que les nerfs pénetrent les muscles par toutes sortes d'endroits indistinctement.

81. D'autres Physiologistes sentant
parfaitement le ridicule de l'hypothese précédente, font filtrer les esprits animaux dans la substance même
des muscles dont ils comparent les fibres à des cordes torses, qui s'enflent &
se raccourcissent lorsqu'on les mouille.
Comparant ensuite les esprits animaux
à l'eau qu'on répand sur ces cordes;
ils prétendent que ces esprits venant à
remplir tout d'un coup les fibres des
muscles, celles-ci se gonflent & se relevent vers le centre du muscle; en
rapprochant ses deux tendons, & conséquemment en faisant mouvoir la

partie mobile à laquelle le muscle est attaché. Ces derniers se dispensent aussi d'expliquer comment les esprits animaux sont forcés à passer des nerfs dans les fibres musculaires.

Dans cette hypothese, il faudroit de toute nécessité que le muscle en se contractant, augmentât en grosseur, à proportion qu'il perdroit de sa longueur: or, l'expérience de *Glisson* (a) prouve manifestement le contraire.

Cet ingénieux Anatomiste plongea son bras dans un grand vase rempli d'eau, & remarqua qu'à proportion qu'il en contractoit les muscles, la surface de l'eau baissoit dans le vase, & qu'elle remontoit ensuite à la même hauteur que précédemment, lorsqu'il cessoit cette contraction volontaire. Il remarqua même qu'il ne pouvoit aucunement contracter les doigts, sans que le même phénomene eût lieu. Or,

-----

(a) Tract. de ventri. & intest. c. 8.

il est constant, que si les muscles se gonfloient pendant l'action musculaire, on devroit observer le contraire, c'est-à-dire, que l'eau devroit s'élever dans le vase, au lieu de s'y abaisser, ou qu'elle devroit demeurer constamment à la même hauteur, si les muscles gagnoient en grosseur pendant leur contraction ce qu'ils perdent en longueur.

82. Personne, à ce que je sache, n'a mieux expliqué l'action musculaire, par le seul influx des esprits animaux, que le célebre *Senac* (a) : on trouve encore ce même systême bien développé dans le Journal des Savans (b).

Dans cette hypothese, ainsi que dans les précédentes, les esprits animaux sont un fluide extrêmement subtil qui est séparé du sang dans la substance corticale du cerveau, d'où il passe

---

(a) Anat. d'Heister. T. I, p. 174.

(b) Journ. des Sav. 24 Août 1681.

dans les nerfs qui se distribuent à toutes les parties de notre corps. Ce fluide
qui se dérobe à nos sens par la délica-
tesse de ses parties, est soumis en grande
partie à notre volonté. L'Auteur de la
Nature l'a créé avec une telle dépendance, qu'au premier mouvement de la
volonté, il se porte aussitôt en plus grande abondance , dans les nerfs qui appartiennent aux muscles que nous avons
dessein de contracter, (je ne parlerai ici
que des mouvemens volontaires ; les
autres s'exécutent de la même maniere,
parceque le fluide nerveux est naturellement déterminé à couler dans les
nerfs qui se distribuent aux muscles
destinés à ces sortes de mouvemens).
Ce fluide parvenu dans les distributions
& dans les ramifications de ces nerfs ,
les gonfle , & écarte les unes des autres les fibrilles musculaires , il les fait
contracter , il les fait raccourcir ; & de
cette contraction , suit le mouvement

local de la partie que nous avons def-
fein de mouvoir.

Sans examiner ici le méchanifme de
cette opération, voyons comment dans
cette hypothefe on explique les deux
phénomenes les plus embaraffans de
l'action mufculaire.

En fe rappellant ce que nous avons
dit (77) fur la difpofition des mufcles,
il eft conftant qu'un mufcle doit fouvent faire un effort confidérable pour
furmonter la réfiftance qu'il doit vaincre, & pour produire l'effet qu'on en
attend. Il n'eft pas moins conftant que
l'action mufculaire doit s'exécuter très
promptement en certains cas, comme
par exemple, dans les doigts d'un
homme qui joue du violon. Avec quelle
promptitude en effet, les mufcles de
fes doigts ne doivent-ils pas fe contracter, puifque dans l'efpace d'une
feconde, le doigt qui bat une cadence,
doit fe fléchir & s'étendre cinq à fix fois

& que ces deux mouvemens opposés, ne peuvent être produits que par la contraction alternative de différens muscles. Or, dans l'hypothese que nous exposons ici, ces deux phénomenes sont parfaitement bien expliqués, en admettant néanmoins une supposition qui n'est point conforme à ce que l'anatomie nous apprend sur la structure des muscles, ni aux dernieres observations de *Lewenhoek* (57).

M. *Senac* met ici à profit la fameuse expérience de *Sturmius* (a), par laquelle il parvint à soulever une meule de moulin, à l'aide de plusieurs vessies qu'il plaça dessous, & dans laquelle il injecta de l'air. M. *Senac* compare le fluide nerveux à l'air, & les muscles aux vessies de cette expérience; & voyant que ce dernier fluide, quelque léger qu'il soit, peut néanmoins produire un effort considérable, lorsqu'il

____

(*a*) Sturmius Colleg. Curiosum.

eſt renfermé dans une capacité incapable de ceder à ſon expanſion ; il conclut que les eſprits animaux peuvent pareillement produire un très grand effort, en les faiſant agir de la même maniere. Il ne s'agit donc plus que d'expliquer la promptitude de l'action muſculaire. Les expériences de *Jean Keill* viennent au ſecours de notre célebre Phyſiologiſte, & ſervent de baſe & de fondement à l'explication ingénieuſe qu'il nous donne de ce phénomene.

Si on attache un poids conſidérable au fond d'une grande veſſie flaſque, au col de laquelle on a lié fortement un tube, & qu'on injecte enſuite de l'air par ce tube, on remarque alors que cette veſſie ſe gonfle, que ſon fond s'approche de ſon col, & qu'elle ſouleve le poids : on ſait que dans cette expérience la force eſt proportionnelle à la capacité de la veſſie ; & la force d'une puiſſance quelconque eſt d'autant plus grande contre la réſiſtance

qu'elle tend à vaincre , que cette puissance parcourt un plus grand espace,
dans le même tems que la résistance en
parcourt un plus petit.

Cela posé , la force croîtra en raison
de la multiplicité des vessies de même
capacité , c'est-à-dire , qu'elle deviendra double, triple, quadruple, &c. si au
lieu de suspendre le poids donné à une
seule vessie , on le suspend à deux ou
trois , ou à quatre vessies de même capacité que la premiere.

Pareillement cette force sera encore
la même , si au lieu de suspendre ce
poids au fond d'une grande vessie , on
le suspend à un plus grand nombre
de vessies plus petites , qui communiquent ensemble , mais dont la somme
des capacités soit égale à celle de la
grande vessie ; & on aura , dans ce cas,
cet avantage, que l'operation sera beaucoup plus prompte , parcequ'il faudra
une moindre quantité de souffle pour

les gonfler ; car toute veſſie circulaire
ſe remplit par une quantité de ſouffle,
qui eſt en raiſon triplée , ou comme
le cube de ſon diametre.

Suppoſons donc que le diametre
d'une grande veſſie = 6 , & que celui
des trois petites = 2. Cela poſé , le
cube de la grande ſera = 216 , & celui de chacun des petites ſera = 8 ,
lequel nombre ajouté trois fois à lui-
même deviendra = 24. Dans cette
hypotheſe , la capacité de la grande
veſſie ſera à la ſomme des capacités des
petites : : 216 : 24. = 9 : 1 . Il faudra
donc neuf fois plus de ſouffle , & conſéquemment neuf fois plus de tems ,
pour remplir la grande , que pour remplir les petites ; d'où il ſuit manifeſtement , qu'en multipliant le nombre des
veſſies , & en diminuant proportionnellement leurs capacités , on parvien-
dra à leur faire produire , mais plus
promptement , le même effet que pro-

duiroit une seule veſſie, dont le diametre ſeroit égal à la ſomme des diametres de toutes les petites.

M. *Senac* regarde donc le muſcle
comme une maſſe compoſée d'un nombre infini de petites véſicules qui communiquent toutes avec un canal commun, ou avec pluſieurs petits canaux
qui s'abouchent avec un canal principal : or, par cette ſuppoſition, car M.
Senac convient lui-même que ce n'eſt
qu'une ſuppoſition, on explique parfaitement bien la plus grande partie des
phénomenes de l'action muſculaire ;
puiſqu'il ne faut alors qu'une très petite quantité d'eſprits animaux, pour
remplir ces petites véſicules multipliées
à l'infini.

Quoique cette hypotheſe ſoit fort
ingénieuſe & développée avec tout le
ſoin poſſible ; on ne peut diſconvenir
qu'elle ne ſoit expoſée à des difficultés inſolubles. 1°. Elle ſuppoſe dans le
muſcle une diſpoſition qui eſt démen-

tie par l'obſervation ; ſavoir , la figure
véſiculaire. 2°. Elle exige une action
ſimultanée du cerveau, correſpondante
à chacun des inſtans pendant leſquels
l'action muſculaire a lieu , ce qui devient indiſpenſablement néceſſaire ,
lorſque cette action conſiſte dans une
contraction alternative de différens
muſcles , comme il arrive dans les mouvemens des doigts , &c. Or cette cor-
reſpondance actuelle & ſimultanée du
cerveau avec les muſcles par l'intermede des nerfs , n'eſt pas indiſpenſablement néceſſaire,&nous en avons un très
grand nombre de preuves inconteſta-
bles. *Wodward* (a) , le D. *Haller* (b) ,
nous apprennent qu'ils ont vû battre
le cœur d'une anguille , pluſieurs heures après avoir été ſéparé du corps de
cet animal. Le premier nous apprend
encore (c) que différens animaux ont

(a) Wodward Geog. phyſiq.
(b) Haler diſſert. de irritab. ſ. 1. p. 141.
(c) Wodward Geog. phyſiq.

joui

joui de tous leurs sens, & ont exécuté les différens mouvemens qu'ils avoient coutume de faire, & même pendant l'espace de douze heures, après qu'on leur eut ôté la cervelle, & même après qu'on leur eut coupé la tête. Nous lisons de pareilles observations dans les transactions philosophiques (a). On a vu (b) plusieurs animaux, plusieurs enfans venir au monde sans cerveau, vivre pendant quelque tems, & produire différens mouvemens; enfin on n'explique point d'une maniere satisfaisante dans cette hypothese, la prompte cessation de l'action musculaire, & on y est incertain de la destination du suc nerveux, qu'on suppose seulement retourner dans le sang, par des routes qui sont encore inconnues.

83. Ceux qui font dépendre l'action

(a) Transf. phil. abr. t. 3. c. 2.
(b) Hist. de l'Acad. Roy. des Scien. an. 1703
1704, 1711, 1712, 1716.

Tom. I.   H

musculaire de celle du sang, ne me
paroissent pas plus heureux dans leur
hypothese. Le P. *Bertier* a développé ce
syftême d'une maniere fort ingénieu-
fe (*a*) Ce célebre Phyficien, connu par
plufieurs ouvrages dont il a enrichi la
phyfique, n'a point épargné les obfervations & les expériences, pour étayer
le fiftême qu'il nous propofe. La ftruc-
ture des mufcles, la vitelle avec laquelle le fang circule, le raccourcille-
ment des cordes mouillées ; tout vient
à fon fecours, & femble fe prêter à fes
idées, dont nous ne pouvons tracer
qu'une légere efquifle.

Il obferve très bien d'après l'exact
Winflow (*b*), que le ventre du mufcle
eft un compofé de fibres, qui échap-
pent par leur délicatelle à la foiblelle
de nos organes ; mais que fi on les examine à l'aide d'un microfcope, on voit

---

(*a*) Phyfiq. des corps animés. p. 249 & fuiv.
(*b*) Winflow trait. des mufcl. p. 9.

alors que ces fibres sont torses.

2°. Il observe encore , que si on pousse dans un muscle une injection fine & pénétrante , on y découvre un rézeau vasculaire extrêmement fin & serré , qui s'insinue entre toutes les fibres charnues , & qui se distribue en forme de spire sur chacune des fibres qu'il enveloppe. Ce rézeau est composé de vaisseaux sanguins , lymphatiques & nerveux : outre cela , chaque fibre charnue est bridée par de petits filamens blancs & courts, qu'il regarde comme nerveux. D'après cette structure du muscle , le P. *Bertier* établit pour certain que la construction du muscle dépend du sang de l'artere musculaire , qui agit immédiatement sur le muscle , & du sang du cerveau qui n'agit que médiatement sur ce même muscle (a).

L'analogie n'est pas la moindre preu-

_____

(a) Physiq. des corps animés. p. 266.

ve dont cet habile Phyſicien faſſe uſage
Il obſerve donc que le ſang qui circule,
parcourt près d'un pied par ſecondes.
Or cette vîteſſe, ſuivant lui, ne doit
point être uniquement deſtinée à porter la nourriture à chaque partie du
corps de l'animal ; puiſque la ſève qui
nourrit & qui fait croître les arbres les
plus gros & les plus élevés, ne parcourt
ſuivant les obſervations de M. *Halles* (a) que 45 ½ pouces dans un jour,
lorſqu'il fait grand chaud, & que ſon
mouvement eſt alors autant grand qu'il
puiſſe être ; d'où il conclud que l'Auteur de la Nature auroit donné au ſang,
une vîteſſe beaucoup trop grande, s'il
n'avoit deſtiné ce fluide qu'à fournir
la nourriture à toutes les parties de l'a-
nimal. Il doit donc produire encore un
autre effet, & cet effet, ſuivant le P.
Bertier, ne peut être que l'action muſculaire : mais comment s'exécute cette

---

(a) Halles ſtatiq. des végétaux.

fonction ? c'est ce que nous allons développer en peu de mots.

Le ventre du muscle se gonflera, & ses extrémités se rapprocheront l'une de l'autre, si le sang qui circule dans le rézeau vasculaire qui recouvre la surface de chaque fibre musculaire, peut être détourné de cette surface, & porté dans l'intérieur des fibres charnues ; car ces fibres étant contournées ou torses, ne pourront être imbibées de sang, qu'elles ne produisent le même effet que celui qu'on voit produire à des cordes torses qu'on mouille & qu'on imbibe ; mais personne n'ignore, que si on suspend un poids à l'extrémité d'une corde torse, & qu'on la mouille ensuite ; personne, dis-je, n'ignore que cette corde se gonfle, se raccourcit & enleve le poids, quelque considérable qu'on le suppose. Ce fut par un semblable artifice, qu'on éleva autrefois un obélisque à Constantinople, qui se voit encore devant l'hyppodrome (a) : on en voit encore un devant l'Eglise de S. Pierre de Rome, qui fut mis en place par la même méchanique. Les fibres torses qui sont imbibées d'un liquide, non oléagineux cependant, se gonflent donc, se raccourcissent & produisent de très grands effets.

On peut donc, dans une telle hypothese, rendre raison des grands efforts que produit souvent l'action musculaire. Mais ces effets peuvent-ils être aussi prompts, & s'exécuter avec la même vîtesse que l'action musculaire le requiert en certains cas ? Une corde torse qu'on mouille, ne se gonfle que lentement, & elle ne se raccourcit qu'à proportion qu'elle se gonfle. Quoique cette observation soit juste, par rapport aux cordes mouillées, il n'en est pas de même des fibres musculaires pour les raisons que voici :

____

(a) Lieu destiné chez les anciens pour la course des chevaux.

1°. Le sang est poussé avec impé-
tuosité dans les fibres musculaires , tandis que l'eau ne s'insinue entre les fibres
des cordes , que par sa propre fluidité
& par sa force attractive.

2°. Le sang porte avec lui une chaleur de trente-deux degrés , échelle de
Réaumur , & l'eau dont on se sert pour
imbiber les cordes , n'a point d'autre
chaleur que la température actuelle de
l'atmosphere : or rien ne favorise davantage l'*imbibation* des cordes , que la
chaleur du liquide dont on se sert pour
les imbiber. Si on suspend deux poids
égaux aux extrémités de deux cordes
de même diametre & de même fabri-
que , & qu'on mouille également les
deux cordes , l'une avec de l'eau chaude , & l'autre avec de l'eau froide ; la
premiere se gonflera plus promptement
& se raccourcira plus vîte que la seconde.

3°. Les cordes qu'on mouille sont
pour l'ordinaire seches; l'eau est obligée

de se faire un chemin entre leurs fibres ;
au contraire les fibres musculaires sont
déja imbibées, & elles sont déja disposées à recevoir le sang qui doit s'y
porter : or cet avantage accelére l'effet
qui suit de l'*imbibation* des fibres ; car
si on suspend deux poids égaux à deux
cordes semblables, & que l'une de ces
cordes étant seche, l'autre soit humide
pour avoir été mouillée précédemment,
cette derniere se glonflera plus promptement, & se raccourcira plus vîte que
la premiere, lorsqu'on les imbibera
toutes les deux avec la même eau.

Les fibres musculaires ont donc trois
dispositions particulieres, propres à rendre beaucoup plus prompte l'action du
sang qui les imbibe ; & conséquemment
dans l'hypothese présente l'action musculaire peut produire & très promptement des effets très considérables.

Il ne reste plus qu'à démontrer que
le sang qui circule dans le rézeau vasculaire qui entoure chaque fibre mus-

culaire, est détourné dans l'intérieur de la fibre pour la gonfler, & quelle est la cause qui peut ainsi détourner le sang de sa route naturelle.

L'observation vient encore ici au secours du *P. Bertièr*, & il considere d'après *Boerrhave* (a) & d'après presque tous les Physiologistes, que le muscle pâlit lorsqu'il se contracte : or la couleur rouge que le muscle affecte lorsqu'il est dans son état de relâchement, ne venant que des globules rouges du sang, qui circule à sa surface, il ne peut pâlir, conclud ce célebre physicien, qu'autant que ce sang en sera détourné, & qu'il passera dans l'intérieur du muscle.

Sans examiner la seconde partie de cette conclusion qui mérite cependant quelques réflexions ; examinons maintenant quelle est la cause qui peut produire cet effet.

____

(a) Actio muscularis. p. 401.

H

Les esprits animaux ne figurent point ici ; le *P. Bertier* ne recourt point à un fluide qu'il regarde comme imaginaire (a). Ce fluide grossier, blanc & huileux qui circule selon la longueur des nerfs, qu'il a vû couler, dit il, après l'amputation d'un gros nerf (b), ce fluide qu'on voit continuellement couler de la queue coupée d'un jeune bœuf vivant, est celui qu'il destine à la fonction dont il est question. Ce fluide, suivant lui, abordant en plus grande quantité dans une portion de nerf, que dans une autre, la tuméfie nécessairement, la gonfle & la racourcit : or cela seul est la cause déterminante de l'action musculaire. En effet, les nerfs qui aboutissent à un muscle, ces fibres blanches transversales qu'on y remarque, & qui sont elles mêmes nerveuses, ne peuvent être imbibées d'une

(a) Physiq. des corps animés. p. 253.
(b) Même Ouvrage. p. 255.

plus grande quantité de ce fluide,
qu'elles ne se gonflent, qu'elles ne se
raccourcissent , & conséquemment
qu'elles ne tiraillent les fibres musculaires auxquelles elles sont attachées.
Les vaisseaux sanguins qui accompagnent les parties nerveuses, doivent
donc être également tiraillés & comprimés : mais tout vaisseau élastique,
rempli d'un liquide quelconque, qui est
tiraillé & comprimé , se dégorge nécessairement d'une partie du liquide qu'il
contient ; il faut donc que ces vaisseaux sanguins qui rampent sur la surface des fibres musculaires , se dégor-
gent dans l'intérieur de ces fibres , du
sang qu'ils contiennent , ce qui doit
être nécessairement suivi de la contraction du muscle ; d'où il paroît que l'action musculaire est immédiatement
produite par le sang de l'artere musculaire , & médiatement par le fluide
nerveux dont nous venons de parler,
& conséquemment par le sang du cer-

veau, puisque ce fluide nerveux tire son origine du sang du cerveau dont il se sépare dans ce viscere.

On ne peut disconvenir que cette hypothese ne soit très ingénieuse, & en même tems très séduisante. Mais elle est exposée aux mêmes difficultés que la précédente, eû égard à la cause excitante qui suppose nécessairement l'action simultanée du cerveau ; car la maniere selon laquelle on explique dans cette hypothese la continuation du mouvement musculaire dans les muscles qui sont séparés du corps de l'animal (a), quelque ingénieuse qu'elle soit, n'est point satisfaisante.

En second lieu, lorsque les fibres nerveuses viennent à se gonfler, à tirailler, à comprimer le rézeau vasculaire, & à déterminer le sang à passer dans l'intérieur des fibres musculaires, on ne peut pas supposer que la circulation du

____

(a) Physiq. des corps animés, p. 299.

fang foit arrêtée. Une nouvelle quantité de fang fe porte donc encore à ces
vaiffeaux. La furface du mufcle ne doit
donc pas pâlir. Bien plus , quand on
fuppoferoit que le fang qui continue à
y aborder, pafferoit auffi-tôt dans l'intérieur des fibres mufculaires, on ne ré-
médieroit point à cet inconvénient , &
on tomberoit alors dans un autre ; favoir , que le ventre du mufcle devroit
devenir plus volumineux , ce qui eft
contraire à l'expérience de *Gliffon* (81).

84. Le feul influx des efprits animaux , l'action feule du fang , n'ayant
pas fatisfait plufieurs habiles phyfiologiftes , ils ont affocié enfemble ces deux
agens ; mais ils les ont fait agir de différentes manieres. De-là la *copule ex-
plofive* de *Willis*. Ce grand Anatomifte
fuppofe que chaque fibre mufculaire
eft compofée de petites véficules , qu'il
appelle *locules* , de figure ovale : il prétend que le fluide nerveux eft acide,
& qu'il fe trouve dans le fang des par-

ties alkalines, sulfureuses, qui se portent avec le fluide nerveux, mais par différens endroits, dans ces locules. Dès que ces deux liqueurs sont combinées ensemble, elles forment une espece d'explosion qui arrondit les locules : or ces locules ne peuvent devenir ronds, d'ovales qu'ils étoient auparavant, qu'ils ne tirent les deux tendons qui répondent à leurs extrêmités, & conséquemment qu'ils n'entraînent avec eux les parties mobiles que les muscles doivent mouvoir.

1°. L'expérience de *Glisson* (81) est encore contraire à cette hypothese.

2°. Nous ne connoissons aucun liquide dans le corps de l'homme qui soit capable, par son mêlange avec un autre, de fermenter aussi promptement & avec une force suffisante, pour produire une explosion aussi subite que celle qu'exigeroit l'action musculaire.

3°. Les Chymistes remarquent constamment que lorsque deux substances

fermentent ensemble , leurs sels hété-
rogenes se décomposent & se détrui-
sent au point qu'ils ne peuvent plus
concourir , par leur mêlange , à produire un semblable phénomene. Quelle
perte ne se feroit-il donc point alors
d'esprits animaux & des parties alkalines sulfureuses du sang , si cette fermentation avoit lieu ?

85. Quelqu'absurde que fût l'opinion
de *Willis* , elle trouva néanmoins de célebres partisans. *Chirac* l'embrassa &
la défendit avec chaleur. *Keill* la sou-
tint sous un autre point de vue. Ce célebre Mathématicien suppose que les
particules du suc nerveux jouissent
d'une très grande force attractive , &
que dès que ces particules sont mêlées
avec le sang , elles attirent les particules
qui entrent dans sa composition. Ces
particules , fortement attirées , se sépa-
rent les unes des autres pour se joindre
à celles du fluide nerveux : elles aban-
donnent alors l'air qu'elles contenoient.

Ce dernier fluide, dégagé d'une partie de la compreſſion qui le contenoit auparavant, ſe dilate & gonfle le muſcle. *Noguez* a embraſſé cette opinion, & il la développe d'une maniere très préciſe & très ſatisfaiſante (*a*).

Ce ſyſtême, enfanté par une imagination échauffée en faveur de l'attraction, eſt très bien expoſé, & également bien réfuté par le célebre *Senac* (*b*). Il lui reproche 1°. d'expliquer la contraction des muſcles par un phénomene plus inconnu, qui eſt l'attraction. Malgré le reſpect qui eſt dû aux déciſions d'un ſi habile Phyſiologiſte, nous ne pouvons nous empêcher de remarquer ici que ſi la cauſe qui produit l'attraction qu'on remarque conſtamment entre toutes les molécules conſtituantes des mixtes, a échapé & échappe encore à notre pénétration ; les phénomenes de

____

(*a*) Noguez anat. p. 339.

(*b*) Anat. d'Heiſter. T. 1. p. 266.

l'attraction ne doivent point être regardés comme quelque chose d'inconnu : & si l'action musculaire dépendoit réellement du mélange des particules du sang avec celles du fluide nerveux & de l'air que les premieres laissent échapper pendant qu'elles s'unissent avec les autres, l'explication de *Keill* n'en seroit pas moins recevable, quoiqu'il ne pût point déterminer par quelle raison & comment les particules du sang & celles du fluide nerveux s'unissent entr'elles.

Le second reproche que M. *Senac* fait à l'opinion de *Keill* me paroît beaucoup mieux fondé, & détruit tout-à-fait cette hypothese. La dilatation de l'air, dit-il, doit répondre à la condensation des liqueurs, dont les parties s'approchent ; ainsi le muscle ne changera pas de situation pendant sa contraction.

86. *Duncan*, un des plus grands partisans de la fermentation, lui fait jouer

ici un grand rôle, & fait dépendre l'action musculaire de la fermentation, qui résulte du mélange du sang avec le fluide nerveux. On peut donc regarder ce systême comme une des branches de la copule explosive de *Willis*.

» Toutes ces fibres, (en parlant des musculaires) (*a*) » sont comme au-
» tant de petits tuyaux qui reçoivent
» deux sortes de liqueurs ; l'une extrê-
» mement subtile, qui coule du nerf,
» & l'autre moins déliée, qui sort de
» l'artere. Les membraneuses, aux-
» quelles les filets des nerfs aboutis-
» sent, en reçoivent l'esprit immédia-
» tement, & le portent dans le tendon,
» comme dans un réservoir. Les char-
» nues reçoivent le suc artériel par
» quantité de petites arteres, dont le
» ventre du muscle est parsemé. ».

Ces deux liqueurs, venant à se ren-

___

(*a*) Duncan explic. nouv. & méchan. des act. anim. ch. 9. p. 97.

contrer dans les fibres charnues , y font
une fermentation, ou plutôt une prompte raréfaction , qu'il appelle *explosion*,
laquelle produit la contraction du mufcle ; & pour que ce mouvement de
fermentation ceſſe , il ſuffit , continue
Duncan „ que les eſprits , qui en ſont
„ la cauſe , ſoient chaſſés dans le ten-
„ don par les fibres membraneuſes qui
„ preſſent les charnues où l'*exploſion*
„ ſe fait . . . . . de ſorte que pour faire
„ le mouvement , l'eſprit eſt porté au
„ muſcle par le nerf ; (cet eſprit eſt)
„ reçu immédiatement par les fibres
„ tendineuſes , gardé par les tendons
„ pour le beſoin , & mêlé avec le ſuc
„ artériel dans les charnues , où ſe fait
„ cette explosion , qui eſt ſuivie de leur
„ gonflement , de leur raccourciſſement
„ & de l'attraction de la partie mobile
„ qui tient au tendon.
„ Voici comment l'eſprit eſt obligé
„ de s'inſinuer dans les fibres charnues.
„ Celui qui vient de nouveau par les

» nerfs, pousse les colonnes d'esprits
» contenues dans les fibres tendineu-
» ses ; celles-ci poussant les esprits qui
» sont dans le tendon, & qui leur sont
» continus, les obligent à leur faire pla-
» ce en entrant dans les fibres charnues,
» pour leur laisser la liberté d'entrer
» dans le tendon qui les reçoit. . . . . .
. . . . Mais les fibres membraneuses,
» étant pressées par la tension des char-
» nues, les pressent à leur tour par une
» espece de ressort; & les obligeant à se
» défenfler, en chassant les esprits vers
» les tendons d'où ils étoient partis,
» elles causent, par ce moyen, le relâ-
» chement du muscle; de sorte qu'il
» se fait-là comme une espece de flux
» & reflux des esprits qui coulent des
» tendons dans les fibres charnues, &
» qui retournent des fibres charnues
» dans les tendons, &c. »

On peut juger, par ce court exposé
que lorsque l'esprit est préoccupé d'un
système, il s'aveugle au point de re-

garder comme certain les abfurdités les plus frappantes, & on ne peut gueres juftifier un pareil défaut dans un Auteur auffi célebre que *Duncan*.

87. Plufieurs Phyfiologiftes attribuent l'action mufculaire au reffort des fibres mufculaires. Les partifans de cette opinion (*a*) fe fondent fur ce que 1°. le mufcle, en fe contractant, devient plus petit, & chaffe les liqueurs contenues dans fon tiffu (*b*). 2°. L'action d'un mufcle eft d'autant plus forte qu'il eft compofé d'un plus grand nombre de fibres, dont le tiffu eft fort ferré. » Le cœur, remarque *Deidier*, eft un » mufcle dont la contraction eft très » forte; parceque fes fibres font fort » refferrées, & qu'elles reviennent » fur elles-mêmes, en forme de cor- » net, pour fe foutenir les unes & les

____

(*a*) Fizes tract. de Phyfiol. Deidier anat. raifon.

(*b*) Le premier, p. 276. Le fecond, p. 59.

» autres, & fortifier leur mouvement.
» Pourquoi l'homme, continue le mê-
» me Auteur, est-il plus robuste dans
» la jeunesse que dans l'enfance & la
» vieillesse, si ce n'est parceque pour
» lors les fibres musculeuses ont plus
» de cette fermeté nécessaire pour le
» ressort ? Dans l'enfance les fibres
» sont trop mollasses, & dans l'extrê-
» me vieillesse, elles sont trop dures
» pour pouvoir se remettre avec force
» par le secours du ressort ».

Mais qui est-ce qui détermine le ressort des fibres musculeuses à se mettre en action & à produire la contraction du muscle ? Ce sont, suivant *Fizes*, tous les fluides qui abordent dans le tissu de ces fibres (*a*) ; & selon *Deidier* (*b*), ce n'est que l'influx du sang ; puisque c'est le seul liquide, suivant lui, qui coule successivement dans le

______

(*a*) Fizes, même ouvr. même endr.

(*b*) Deidier, Anat. raisonn. p. 63.

tiſſu des parties qui ſe meuvent par
contraction. » Ainſi lorſqu'on veut,
» par exemple, fléchir le pouce, il ſuf-
» fit que le ſang coule en plus grande
» quantité dans le muſcle fléchiſſeur,
» que dans l'extenſeur du pouce. Pour
» lors la dilatation augmente un peu
» dans les vaiſſeaux ſanguins qui conſ-
» tituent les fibres du muſcle fléchiſ-
» ſeur, les fibres ſont un peu dilatées,
» & cette dilatation les oblige de ſe
» reſſerrer par leur propre reſſort, pour
» fléchir le pouce, qui reſteroit tou-
» jours fléchi, ſi le ſang ne couloit en-
» ſuite dans l'extenſeur pour y pro-
» duire le même effet. C'eſt pour cela
» que dès qu'un de ces muſcles man-
» que tout-à-fait, la partie eſt obligée
» de reſter du côté oppoſé ; par exem-
» ple, ſi on coupe l'extenſeur, le
» pouce reſte fléchi, au lieu qu'il reſte
» étendu, ſi le fléchiſſeur eſt coupé ».

Il eſt fort aiſé de dire que des fibres
élaſtiques diſtendues par un fluide,

réagiffent contre ce fluide , & font effort pour s'en débarraffer & pour le
pouffer au-dehors. Mais qui eft-ce qui
détermine ce fluide à fe porter par préférence dans tel mufcle plutôt que dans
tout autre ? C'eft ce que les Défenfeurs
de ce fentiment ne fe font point char-
gés d'expliquer. D'ailleurs ce fyftême
eft expofé aux mêmes difficultés que
les précédens, que nous avons déja ré-
futés.

88. Je ne parlerai point ici de l'opinion de *Bergerus* (a) , qui fait dépendre
la contraction du mufcle de celle des
fibres tranfverfes , qui recouvrent les
fibres charnues (57). Cet Auteur nous
laiffe à deviner par quel méchanifme
s'exécute la contraction de ces dernieres fibres.

89. De toutes les hypothefes qu'on a
imaginées jufqu'à préfent pour expliquer l'action mufculaire , je n'en con-

______

(a) Bergerus de nat. humanâ.

rois point de plus satisfaisante à tous les phénomenes, & en même-tems de plus solidement établie, que celle qui fut couronnée par l'Acadé mie de Berlin en 1753. M. *le Cat*, connu depuis long-tems par ses excellens Ouvrages sur la Physique du corps humain, est l'Auteur de cette hypothese, que nous allons exposer le plus succinctement qu'il nous sera possible.

Dans cette opinion, ainsi que dans plusieurs autres, on fait dépendre l'action musculaire du concours du fluide nerveux & du sang artériel : mais la maniere selon laquelle on fait concourir ces deux fluides, soustrait cette derniere aux difficultés insolubles qui nous ont obligé d'abandonner les autres.

Avant d'expliquer par quel méchanisme ces deux fluides produisent l'effet dont il est question, M. *le Cat* établit solidement la nécessité d'admettre ces deux fluides pour la production du

mouvement musculaire. Il fait voir
1°. que les nerfs sont les médiateurs
entre le cerveau & les muscles. Il rapporte pour cela des observations qui
emportent la conviction avec elles.
» Les accidens journaliers nous ap-
» prennent, dit-il (*a*), que les luxa-
» tions des vertebres qui sont assez
» completes pour comprimer la moëlle
» épiniere ; que les blessures dans les-
» quelles ce canal s'est trouvé coupé
» en travers, ont été suivies sur-le-
» champ, ou de la paralysie de tous
» les organes musculaires situés au-
» dessous de ces vertebres, ou même
» d'une mort subite (*b*). De sembla-
» bles accidens sur la substance inté-
» rieure du cerveau même, tels que
» les blessures pénétrantes dans le corps
» calleux (*c*), tels que des commo-

(*a*) Traité de l'exist. de la nat. & des propr.
du fluide des nerfs. p. 5.

(*b*) Traité des malad. des os par Petit p. 66.

(*c*) Mém. de l'Acad. des Scienc. an. 1741.

» tions totales, des affaissemens com-
» plets de cette substance par des coups
» violens (a), ont tué subitement, ou
» au moins très promptement, les su-
» jets auxquels ils sont arrivés ».

2°. Il nous fait observer que la liaison entre le cerveau & les muscles,
quelque nécessaire qu'elle soit, comme
il paroît par les observations que nous
venons de rapporter, n'est cependant
pas essentielle à chacun des mouvemens
en particulier de ces organes; qu'elle
n'est point simultanée ou correspondante à chacun des instans où s'exécutent les mouvemens musculaires : ce
qu'il confirme par les observations de
Wodward, *de Haller* (82), *Duverney*,
Chirac, &c, qui ont tous remarqué
que plusieurs animaux exécutoient encore pendant long-tems différens mouvemens après qu'on leur avoit enlevé
la tête, & qui ont vu des cœurs sépa-

____

(a) Hist. de l'Acad. des Scienc. an. 1705.

rés du corps se contracter pendant plus
ou moins de tems.

3°. La néceſſité des nerfs pour l'action muſculaire, étant bien conſtatée
& établie ſur des obſervations auſſi ſolides, M. *le Cat* établit pareillement
celle des vaiſſeaux ſanguins, & conſéquemment celle de la liqueur qu'ils
charrient. Il ne s'en tient point aux expériences que firent autrefois, à ce ſu-
jet, *Stenon* & *Wieuſſens* : il en rapporte
pluſieurs qu'il a faites lui-même en
différens tems, & qui l'ont convaincu
que la ligature de l'artere qui ſe porte
à un muſcle, étant faite avec toute l'attention requiſe, occaſionne quelques
momens après la paralyſie de ce muſcle;
d'où il conclud, que quoique le concours du ſang artériel ſoit indiſpenſablement néceſſaire à l'action muſculaire; chaque mouvement n'a cependant
dant pas beſoin pour ſe produire d'une
impulſion actuelle du ſang, puiſque
le mouvement muſculaire ſubſiſte en-

core quelque tems après qu'on a inter-
rompu la circulation du sang.

Il résulte de toutes les observations
que nous venons de rapporter, » que
» la liaison entre les parties musculeu-
» ses & le cerveau, par l'entremise des
» nerfs, est la premiere & principale
» condition essentielle aux mouve-
» mens de ces premiers organes ; que
» celle du cœur par les arteres avec ces
» mêmes muscles, est la seconde, &
» que l'une & l'autre est seulement
» nécessaire à ce mouvement (muscu-
» laire) comme cause médiate & gé-
» nerale, mais non comme cause im-
» médiate & simultanée à chacune des
» opérations de ce mouvement.

Je ne m'arrêterai point ici à démontrer que la liaison indispensable entre
le cerveau & le muscle par l'entremise
des nerfs, ne s'exécute point par la
substance seule de ces nerfs, mais par
le ministere d'un fluide qui coule du
cerveau selon leur longueur; puisque si

on fait une ligature à un nerf quelconque, entre le cerveau & le muscle auquel il se porte, on voit aussi-tôt ce muscle tomber en paralysie ; ce qui n'arriveroit certainement point, si la communication établie entre le muscle & le cerveau, ne dépendoit que de la seule substance des nerfs & des vibrations, dont quelques-uns le croient susceptible ; car personne n'ignore qu'une corde d'instrument liée avec un fil, continue encore à donner du son, & conséquemment à faire des vibrations. Mais il me paroît plus important d'examiner ici quelle est la nature de ce fluide qui entretient un commerce réciproque entre le cerveau & les muscles ?

90. De tout tems, on a reconnu que ce fluide étoit extrêmement subtil, & qu'il échappoit aux recherches les plus exactes. Aussi nos ancêtres craignant de le confondre avec tout autre fluide, lui ont donné le nom d'*esprits animaux*. Ils

ont regardé ces esprits comme les minis-
tres fideles & les médiateurs entre cette
substance immatérielle & intelligente ,
& le corps auquel elle est unie. De-là
ces différens mouvemens qu'ils ont at-
tribués à ces esprits, pour expliquer toutes ces réciprocités d'actions différentes
qu'on observe continuellement entre
ces deux substances si disparates.

S'ils n'avoient donné à ce fluide la
dénomination d'*esprits animaux* , que
pour caractériser un fluide impercepti-
ble dont ils ne pouvoient déterminer
la nature , mais dont ils connoissoient
l'existence & les facultés ; il est constant
que nous pourrions lui conserver ici la
même dénomination : car nous ne pouvons disconvenir que nous ne sommes
pas plus instruits qu'eux sur la nature
de ce fluide qui fait l'objet de nos recherches. Mais ils ne se sont pas con-
tentés d'user de cette dénomination
pour le désigner ; les uns l'ont regardé
comme la portion la plus subtile du

fang qui fe porte au cerveau, & qui fe
filtre dans les glandes de ce viscere ;
d'autres l'ont regardé comme une flam-
me vive & pure ; d'autres l'ont con-
fondu avec cette liqueur blanche &
visqueuse, qu'on voit couler après
l'amputation d'un gros nerf ; d'autres
ont cru que c'étoit une substance véritablement animée, &c ; desorte qu'on
ne doit point être surpris de toutes les
contradictions auxquelles le système
des esprits animaux a été continuellement exposé. On ne doit point être
surpris que quantité de grands hommes
tels que *Harvée*, *Stenon*, *Barlatte*,
Malpighi, &c. aient révoqué en doute
l'existence d'un tel fluide ; que le célebre *Azevedo* (a) ait fait tous ses efforts
pour en démontrer l'inutilité ; que le fa-
vant *Lifter* (b) réfute avec tant de cha-

(a) Azevedo an spirit. animal. ad fenfum &
motum neceffarii.

(b) Lifter de hum. c. 5. id. de Buccin. p. 140.

leur son existence : & si on peut leur faire quelque reproche, ce n'est que de n'avoir pas assez approfondi cette question, & de n'avoir point essayé à rectifier ce sentiment, & à découvrir quel est le véritable fluide qu'il faut admettre. Or, quel est donc ce fluide si subtil qui se prête avec tant d'activité à tous les mouvemens de notre volonté ? Nous avons déja avoué notre ignorance à ce sujet. Nous ne pouvons que constater son existence & sa maniere d'agir; & si nous ne pouvons le caractériser d'une façon plus particuliere, on ne doit regarder ce que nous allons proposer d'après le célebre Auteur dont nous embrassons le sentiment, que comme des conjectures qui ne sont cependant pas dénuées de vraisemblance & d'un certain degré de certitude.

91. Il est évident que nos liqueurs ne peuvent fournir le fluide, dont il est ici question ; car, comme le remarque

très bien *M. Le Cat* (*a*) , on ne peut le
chercher dans la partie rouge & sulfu-
reuse du sang , puisqu'elle ne passe
point & qu'elle ne s'insinue point
dans les vaisseaux secretoires du cerveau , dont la blancheur égale celle de
la neige. La partie séreuse du sang n'est
pas plus propre à fournir à la sécretion
de ce précieux fluide. La disposition
merveilleuse des filtres du cerveau, est
sans contredit destinée à un autre usage , qu'à filtrer de l'eau : on en peut
juger aisément par la différence essentielle qu'on remarque entre ces sortes
de filtres , & ceux qui sont placés dans
tout autre viscere , & dont l'usage est
de filtrer de la lymphe. D'ailleurs ,
comme l'observe très bien notre Auteur » quelle apparence que l'instru-
» ment immédiat du mouvement & du

(*a*) Trait. de l'exist. de la nat. & des propr.
du fluide des nerfs. p. 26.

» sentiment, ne soit que de l'eau ?
» Nous ne mettons pas sur les rangs,
» continue cet habile Physiologiste,
» les liqueurs huileuses, sulfureuses,
» que contiennent nos arteres, &
» qu'elles déposent dans les tissus cel-
» lulaires & graisseux, qui leur sont
» destinés, ou qu'elles conduisent dans
» le foie, pour concourir à la forma-
» tion de la bile .... les huileux natu-
» rellement ennemis des parties ner-
» veuses, eussent cauterisé ou corrom-
» pu les filtres des nerfs.

Les sels volatils dont nos liqueurs abondent, l'air qui s'y trouve compris, la matiere ignée qui y est disséminée, la matiere électrique qu'on en voit quelquefois sortir, en un mot la matiere de la lumiere même ; aucune de ces substances ne peut produire le fluide que nous cherchons. Les sels volatils dessèchent naturellement les tissus des nerfs. L'air y feroit souvent des irruptions dangereuses. La matiere ignée ne peut que divifer, atténuer, raréfier & entretenir la fluidité de nos liqueurs. La matiere électrique ne differe pas affez de la précédente , pour qu'on puiffe lui attribuer un autre ufage ; d'ailleurs la ligature du nerf ne pourroit point arrêter la circulation de la matiere ignée , ainfi que celle de la matiere électrique,& dans cette fuppofition , on ne verroit point un mufcle tomber en paralyfie , lorfqu'on auroit lié le nerf qui s'y porte & qui s'y diftribue. La matiere de la lumiere nous paroît également excluse de cette fonction , puifqu'elle n'eft qu'une modification de la matiere ignée.

On ne doit donc pas chercher ce fluide au dedans de nous-mêmes : il n'exifte point matériellement dans aucune partie de nos liquides : où trouver donc ce fluide précieux ?

92. Ce fluide eft univerfellement répandu dans tout l'Univers. C'eft luī qui vivifie tous les Etres. C'eft lui qui

» concentré des années entieres dans
» le gland d'un chêne, se développe
» dans les entrailles de la terre, &
» donne l'accroissement & la vie à ce
» grand arbre «. C'est lui, qui renfermé dans l'œuf, & mis en action par
l'incubation, donne la vie à l'animal,
qu'on en voit ensuite sortir. Chaque
Etre puise cet esprit dans le réservoir
commun ; il entre dans nos poulmons
avec l'air que nous inspirons, pour
s'insinuer ensuite dans les routes de la
circulation, & se séparer dans le cerveau, du sang qui l'y porte ; d'où il se
distribue, par le moyen des nerfs, dans
les parties qu'il doit animer. » Nul
» Etre ne peut se passer de ce fluide.
» Tous le puisent, tous le respirent à
» leur maniere. Celui ci dans l'air ; ce-
» lui-là dans l'eau, cet autre dans la
» fange, &c.

93. Mais ce fluide subtil, agent immédiat de notre volonté, avoir besoin
d'un véhicule proportionné & analo-

gue , qui le portât, qui le diftribuât &
qui le liât , pour ainſi dire , à toutes les
parties qui ſont ſoumiſes à ſon action.
Il falloit » ici une ſubſtance médiatri-
» ce priſe dans la famille des liqueurs,
» & la premiere & la plus fluide de
» cette claſſe , comme l'eſprit animal
» eſt le plus ſubtil des Etres maté-
» riels «. Or , ce véhicule n'eſt autre
choſe que la lymphe nervale ; ce fluide
blanc & viſqueux que *Malpighi* aſſure avoir vu ſuinter d'un gros nerf
coupé. Ce célebre Anatomiſte cara+
riſe même en quelque façon ce fluide ,
& il dit qu'il reſſemble un peu au blanc
d'œuf , & qu'il ſe durcit au feu. *Wieuſſens* ( ) regarde ce fluide comme l'a-
liment des nerfs & de toutes les parties ſolides ; & il eſt, dit-il, la baſe de
l'eſprit animal qu'il retient & qu'il
conſerve.

L'exiſtence de ce fluide eſt reconnue

(*a*) Wieuſſens, anatom.

par tous les Anatomiſtes. *Santorini* (a)
aſſure même qu'il s'en forme 3 onces en
vingt-quatre heures. *M. Littre* (b) s'eſt
convaincu par expérience, qu'il exiſte
naturellement dans le cerveau. *M. Le
Cat* nous apprend (c) que les appareils
mis ſur une plaie faite à la tête, furent
pénétrés de cette lymphe, juſqu'à ce
que la régéneration des chairs eut mis
une barriere à cet écoulement, & il
cite dans le même ouvrage pluſieurs
obſervations qui conſtatent parfaitement ſon exiſtence. Comme toutes ces
obſervations nous font voir que la mort
a ſuivi de près l'écoulement de ce fluide
précieux auquel on n'a pû s'oppoſer
par aucun appareil; il en conclud (d),
que c'eſt cet écoulement, & conſéquemment l'épuiſement du fluide vital

______

(a) Santorini de fibrib. p. 119.
(b) Hiſt. de l'Acad. Roy. des Scien. an. 1711.
(c) Traité de l'exiſt. de la nat. & des propr.
du fluide des nerfs. p. 52.
(d) Même Ouvrage. p. 57.

àuquel il fert de véhicule , qui a été la caufe immédiate de la mort des fujets dont il fait mention.

» La vie, dit cet habile Phyfiologiſte, » s'éteint par la ceſſation du cours du » fang. Celui-ci fe fupprime , ou parce- » que fes organes manquent du fluide » moteur , ou parcequ'ils font privés » de la liqueur contenue. Ce dernier » cas eſt celui des hémorrhagies mor- » telles. On voit bien que ceci ne peut » s'appliquer aux fujets de nos obfer- » vations. Reſte donc que la ceſſation » du cours du fang , ou leur mort, dé- » pend du défaut du fluide moteur. » Ce fluide manque , ou parcequ'il eſt » fupprimé à fa fource , comme dans » les affaiffemens du cerveau & du » principe des nerfs , tels qu'en ont les » apoplectiques , ou parcequ'il eſt » perverti & éteint par contagion , » comme dans prefque toutes les ma- » ladies mortelles , ou enfin parcequ'il » eſt épuifé par l'ouverture des vaif-

» feaux, de la même maniere que le
» fang s'épuife par l'ouverture d'une
» artere confidérable. Or, il eft évident
» que les deux premieres fuppofitions
» ne peuvent convenir aux fujets de
» nos remarques : donc la mort qui
» leur eft arrivée a pour caufe la perte
» ou l'épuifement du fluide moteur,
» contenu dans cette lymphe épiniere
» qu'ils ont rendue en abondance.

Il eft donc conftant, par toutes ces
obfervations, & par quantité d'autres
que nous fommes obligés de fupprimer
pour ne pas paffer les bornes d'une
leçon, il eft donc, dis je, conftant,
qu'il exifte un fluide vital, ou fluide
moteur, qui eft l'agent immédiat de notre volonté, & qui entretient un commerce réciproque entre ces deux fubf-
tances difparates qui conftituent notre
être. On donnera à ce fluide le nom
qu'on jugera le plus convenable, &
nous ne refuferons point de l'appeller
efprit animal. Cette dénomination mê-

me paroît d'autant mieux lui convenir, qu'elle nous repréfente la liqueur la plus fubtile qu'on puiffe imaginer dans le corps humain, & qu'elle la diftingue de cette autre liqueur fort fubtile encore, qui lui fert de véhicule que nous appellerons fuc nerveux, ou lymphe nerveufe.

94. Mais quelle eft l'origine de cette lymphe précieufe qui charie le fluide moteur, l'efprit animal, dans toutes les parties où fa préfence eft néceffaire? C'eft fur quoi les Phyfiologiftes ne font point d'accord. Il feroit affez naturel de penfer avec le plus grand nombre, que ce fluide doit fon origine au fang qui fe porte dans le cerveau, & qui conféquemment l'y dépofe par une fecrétion particuliere; de même qu'il dépofe différentes humeurs lymphatiques dans les autres couloirs qu'il rencontre fur les routes de fa circulation.

Duncan explique l'origine & la formation de ce fuc d'une maniere fort

naturelle, quoique tout-à-fait singuliere. Après avoir pris la partie la plus
subtile du sang, pour la formation des
esprits animaux, il forme le fluide
nerveux des autres parties que le sang
porte avec lui dans le cerveau ; & quoique je sois fort éloigné d'admettre le
systême qu'il nous propose, je crois
qu'on lira avec plaisir la digression qu'il
fait à ce sujet.

Cet habile Chimiste (*a*) regarde
notre corps comme un alambic. » La
» chaleur naturelle, dit-il, en est le feu :
» le cœur comme le principal foyer ; la
» bouche & les narrines comme les re-
» gistres qui moderent ce feu ; le poul-
» mon comme le soufflet qui l'allume ;
» le nitre qui vient de l'air par les
» poulmons, & le soufre que les ali-
» mens gras fournissent, sont la matie-
» re qui entretient ce feu ; la tête est

(*a*) Explicat. nouv. & méch. des act. anim.
p. 84.

» le chapiteau de l'alambic : la matiere
» qui doit y être distillée , c'est le sang
» dont il faut tirer l'esprit.

» Le feu du cœur volatilisant le
» sang , ou plutôt poussant le sel vola-
» til qu'il contient , le fait sublimer
» jusqu'à la tête . . . . . Mais comme la
» partie volatile du sang a enlevé avec
» soi beaucoup de phlegme & de sou-
» fre , dont il faut qu'elle se décharge
» pour former un esprit bien pur ; elle
» se filtre par la substance cendrée du
» cerveau, comme par la *manche* d'*Hyp-*
» *pocras.*

» Les nerfs sont comme les becs de
» l'alambic par où coule la liqueur dis-
» tillée, c'est-à-dire l'esprit animal , &
» les parties qui en sont animées sont
» comme autant de recipiens. L'artifice
» de cet alambic est tel que l'esprit ,
» ayant enlevé avec soi une partie du
» phlegme , non-seulement s'en dé-
» charge dans son chapiteau ; mais mê-

» me il l'envoie dehors par un bec par-
» ticulier ; savoir , par *l'entonnoir* , où
» le phlegme se vient rendre par quan-
» tité de routes tracées dans la substance
» du cerveau : car dans sa partie cen-
» drée , il se fait une séparation de trois
» matieres ; savoir, de *l'esprit*, qui n'est
» autre chose qu'un sel volatil dissous
» dans un peu de phlegme très délié ,
» du *soufre* & du *phlegme*.

» La premiere & la derniere de ces
» substances, s'arrêtent dans le cerveau,
» parcequ'elles y trouvent des ouvertu-
» res propres à les recevoir ; mais la
» partie sulfurée est obligée de retour-
» ner au cœur , parceque l'embarras de
» ces parties rameuses l'a empêchée de
» passer par le crible fin du cerveau ,
» ramenant pourtant avec elle une par-
» tie du phlegme & même de l'esprit ,
» qui étant trop engagée dans les par-
» ties huileuses ou sulfureuses , n'a pas
» pû s'en dégager «.

Ce sang de retour au cœur , y reçoit

une nouvelle préparation qui le subti-
lise encore pour le reporter de nouveau
dans le cerveau, pour y subir la même
opération.

Il y a, suivant *Duncan*, différens
filtres & différents conduits dans le
cerveau : » il y a des conduits qui re-
» çoivent l'esprit, le menent dans le
» corps calleux, dans les corps canne-
» lés, dans la moëlle allongée, & en-
» fin dans les nerfs. Il y en a d'autres
» qui reçoivent le phlegme & qui le
» conduisent dans les ventricules,
» pour être jetté de-là par l'entonnoir
» dans la glande pituitaire

» Je ne voudrois cependant pas dire,
continue notre Auteur, » que cette sé-
» paration se fit si exactement, que le
» filtre de l'esprit ne reçoive un peu de
» phlegme le plus délié, un peu de sel
» volatil le plus fin & même un peu de
» soufre le plus pur. Ces quatre matie-
» res jointes ensemble, composent, à
» mon avis, le suc nerveux qui sert à

» l'esprit animal de véhicule, ou plû-
» tôt d'entraves par sa partie soufrée,
» pour empêcher sa trop prompte éva-
» poration «.

Telle est l'idée que *Duncan* nous donne de l'origine & de la formation du suc nerveux, & même de l'esprit animal. Presque tous les Physiologistes sont d'accord en cela, qu'ils regardent ces deux substances, comme produites par le sang que les carotides & les ver- tebrales portent au cerveau.

Nous avons déja fait observer (91), qu'aucune des parties du sang qui se porte au cerveau, ne peut fournir l'es- prit animal, & que cet esprit est uni- versellement répandu dans tout l'uni- vers (92). *M. Lecat* prétend également que le suc nerveux est hors de nous, & qu'il ne doit son origine à aucune de nos liqueurs. Il le regarde com- me une chaîne qui lie tous les êtres qui font portion de l'univers maté-

riel (*a*). C'est cette liqueur glutineufe,
» c'est ce maftic coulant, qui fous le
» nom de fuc lapidifique, affemble &
» lie les molécules groffieres qui com-
» pofent les pierres, les marbres de tou-
» te efpece; c'est lui qui paffant avec les
» eaux de pluie, à travers les carrieres
» les plus épaiffes, les rochers les plus
» durs qu'il a déja formés, va faire dans
» les uns ces criftallifations bâtardes
» nommés *ftalactites*; dans les autres ces
» criftaux parfaits; plus loin, ces pier-
» res plus ou moins précieufes, felon
» la pureté plus ou moins grande, que
» lui procurent ces filtrations, & les
» alliages plus ou moins précieux,
» d'une terre extrêmement fine, & de
» la teinture des métaux, que ce glu-
» ten charrie avec lui.

» Les bois les plus compactes, ceux

(*a*) Trait. de l'exift. de la nat. des propr. du
fluide des nerfs. p. 49.

» donc

» dont les filieres sont les plus imper-
» ceptibles, laissent passer librement ce
» suc gommeux, & le versent au dehors
» par des plaies faites à l'arbre, dans
» les saisons où il abonde ; & c'est la
» partie gélatineuse de ces pleurs végé-
» tales, qui fait que quelques-unes
» d'elles sont des baumes précieux
» aux Chirurgiens qui les connoissent,
» &c.

Cet habile Physiologiste prétend que
les alimens que nous prenons, fournissent amplement nos liqueurs de cette
lymphe. Il prétend que l'air (a) porte
dans les poulmons une ample provision
du fluide moteur, & que la fraîcheur
de l'inspiration communiquant à notre
lymphe plus de disposition à la viscosité, l'esprit universel filtré par les vésicules pulmonaires, se joint plus co-
pieusement à cette lymphe gélatineuse,
& y porte moins d'alliages étrangers.

____

(a) Même Ouvrage, p. 63.

Cette derniere étant portée dans le cerveau, y trouve des filieres, une substance, des sucs analogues à sa nature, propres à recevoir sa portion la plus pure, & à lui donner enfin la véritable qualité de lymphe nervale. C'est ainsi, dit-il, dans un autre endroit, que la lymphe mucilagineuse de nos liqueurs, empreinte de l'esprit universel acheve de se perfectionner, & de devenir vraiment nerveuse dans les filieres moëlleuses du cerveau, d'où elle est poussée par le battement des arteres, dans les nerfs, & par eux, dans tous les organes où elle porte la nourriture & la vie.

95. Après avoir établi l'existence du suc nerveux & de l'esprit animal dont il est imprégné, il ne nous reste plus qu'à démontrer de quelle maniere ces deux fluides concourent à la production des mouvemens musculaires. Nous ne ferons qu'analyser ici, en grande partie, ce que l'Auteur que nous sui-

vons, a développé d'une maniere assez étendue dans l'ouvrage que nous avons déja cité plusieurs fois.

Il distingue trois états dans le muscle : 1°. » *Un relâchement extrême, une* » *sorte de mort* (a) qui ne lui laisse » qu'une espece de ressort passif, ou » dépendant de sa simple structure : tel » est l'état d'un muscle dans le cadavre, » où les fibres allongées & coupées, ou » rompues, ne laissent pas de se retirer » vers leurs points fixes par cette es-» pece de ressort «.

Le second état du muscle est un relâchement moyen, qu'il appelle simplement *relâchement du muscle*. C'est un état opposé à celui de la contraction, dont il n'est que la cessation ; & le muscle conserve encore dans cet état, un certain ton.

Le troisieme état est celui de la *contraction du muscle. M. Lecat* considere

____

(a) Même Ouvrage, p. 87.

la fibre musculaire, comme un canal
dont les parois sont faites d'une infini-
nité de fils liés entr'eux, & dont la
cavité est divisée en un grand nombre
de cellules, en lozanges, ou appro-
chantes de cette figure. Il suppose encore, qu'on peut regarder ces fibres,
comme des especes de cordes torses,
à la façon de nos cordes de chan-
vre.

Pour expliquer maintenant les trois
états du muscle, il suffit de démontrer
la présence & l'action d'un fluide qui
remplisse les petites cellules musculaires, dont nous venons de parler, &
qui les dilate proportionnellement aux
trois différentes circonstances que nous
venons d'annoncer.

On conçoit assez, par tout ce que
nous avons exposé ci-dessus, que toutes parties qui contiennent des nerfs,
& surtout les parties musculaires qui
en sont, pour ainsi dire, formées, reçoivent par leur ministere, une certaine

quantité de fluide nerveux & d'efprit
animal , qu'il charrie avec lui. Cette
quantité naturelle de fluide , qui circule dans toutes les parties nerveufes ,
fuffit , par le mouvement dont elle
jouit naturellement , pour donner aux
fibres mufculaires , le ton qui leur convient , & pour produire cet état que
nous avons appellé relâchement du
mufcle , ou relâchement moyen , pour
le diftinguer de ce relâchement extrême , qu'on remarque après la mort dans
les fibres de l'animal:relâchement néanmoins qui leur permet un certain reffort , eû égard au fluide nerveux qui y
réfide encore , mais qui y eft dépourvu
de ce mouvement néceffaire pour leur
donner un certain degré d'extenfion ,
ce ton qu'on remarque dans les fibres
de l'animal vivant. Il ne refte donc plus
qu'à expliquer par quel méchanifme fe
produit le troifieme état que nous avons
obfervé dans le mufcle , c'eft-à-dire ,
fon état de contraction.

K iij

96. Nous avons démontré par les expériences rapportées (89), que quoique
le concours du fluide nerveux & du
sang artétiel soit indispensablement nécessaire pour la production du mouvement musculaire ; chaque mouvement
n'a cependant pas besoin pour se produire, d'une impulsion actuelle de ces deux
fluides ; puisque ce mouvement subsiste encore quelques tems après la ligature des nerfs & des arteres , & qu'il
subsiste même pendant quelque tems,
comme on l'a observé dans des parties
musculaires séparées du corps de l'animal (89). Nous ne sommes donc pas
obligés de chercher dans le cerveau un
réservoir de fluide nerveux, & d'esprits
animaux , toujours disposés aux ordres
de la volonté, & toujours prêts à se
porter dans les muscles que nous voulons contracter. Le fluide nerveux &
l'esprit animal qui résident & qui circulent naturellement dans les nerfs ,
& conséquemment dans les muscles ,

doit suffire avec le concours du sang
qui s'y trouve, pour produire cet effet.
Mais comment se produit-il ? Il se produit par *un mouvement expansif* que la
volonté imprime au fluide nerveux ; &
voici de quelle maniere M. *Lecat* développe cette idée, & en démontre la
probabilité.

» Dès que l'on conçoit, dit il (a),
» que chaque particule de fluide ner-
» veux, ou de l'esprit animal, est liée
» par l'Etre suprême à la substance
» vraiment active, & le siege primitif
» des sensations & du mouvement, &
» que d'un autre côté, on veut bien
» que l'action de cette substance, sa
» volonté, transporte dans un instant
» ce fluide dans toute l'étendue d'un
» nerf ; il devient plus aisé à croire que
» ce même acte de la volonté écarte
» les unes des autres, épanouisse les
»particules du fluide animal, & par

____

(a) Même Ouvrage. p. 105.

K iv

» lui de tout ce fluide nerveux, qui
» rempliſſent les cellules des fibres
» muſculaires. Pour ce mouvement ex-
» panſif, la particule du fluide nerveux
» n'eſt pas déplacée de tout ſon diame-
» tre; car la fibre en étant ſuppoſée
» remplie, une expanſion de tout le
» diametre feroit la fibre & le muſcle
» une fois plus larges qu'ils ne le ſont
» dans le relâchement. Or ce diametre
» de la particule du fluide animal, eſt
» bien des milliers de fois plus petit
» que celui d'un cheveu. L'eſpace par-
» couru par chaque particule, lequel
» meſure l'action, ou l'effet de l'ame
» ſur ce fluide, eſt donc bien des cen-
» taines de million de fois plus petit,
» que celui qu'on lui fait exécuter dans
» l'hypothèſe vulgaire «.

Mais comment le ſang coopere-t-il
à cette fonction ? Pour le concevoir aiſément ; il faut conſidérer que les vaiſſeaux ſanguins tapiſſent toute la paroi
de la fibre muſculaire par leurs différen-

les ramifications. Les injections de
quantité de célebres Anatomistes, ne
nous permettent pas d'en douter. *M.*
Lecat prétend, & avec fondement, que
ces vaisseaux versent dans ces fibres
musculaires une lymphe spiritueuse
qui est analogue à celle des nerfs. Cette
lymphe plus grossiere que le fluide nerveux devient par-là, dit-il, plus propre à s'y joindre, à la rendre plus copieuse, » plus puissante dans son mou-
» vement d'expansion. Peut-être conti-
» nue-t-il, le sang artériel a t-il en-
» core une autre utilité dans cette fonc-
» tion ? On sçait qu'il est le principe de
» la chaleur du corps : il seroit pos-
» sible que la lymphe nervale, gélati-
» neuse, eut besoin de cette chaleur,
» pour avoir la liquidité nécessaire à
» ses fonctions, & que ce fût par le
» défaut de cette fluidité, que le froid
» qui nous saisit les mains, nous les
» rend *gourdes*..... cependant, dit-il
» plus bas, je pense que l'usage prin-

» cipal & essentiel du sang artériel, est
» de fournir aux fibres musculaires un
» supplément de lymphe nervale, sub-
» alterne, mais très alliée de celle des
» nerfs, supplément nécessaire dans les
» grands animaux, où les mouvemens
» sont considérables, les nerfs plus ser-
» rés, peu propres à porter beaucoup de
» fluide, & même le cerveau plus pe-
» tit, ou incapable d'en fournir une
» grande quantité; tel est celui des
» quadrupedes. C'est donc par ce sup-
» plément de suc nerveux subalterne,
» qu'un mulet, qu'un âne, qui ont si
» peu d'esprits animaux, comparés à
» l'homme, ont cependant une force
» si supérieure à la nôtre; ils ont beau-
» coup de sang, de grands poulmons,
» & ainsi un grand magasin de cette
» lymphe gélatineuse, spiritueuse, auxi-
» liaire : au contraire dans tous les ani-
» maux en qui les liqueurs ne sont pres-
» que que cette lymphe mucilagineu-
» se, ils n'ont pas même besoin de ce

» supplément tiré du sang artériel. Ils
» sont tout cerveau , tout suc nerveux :
» le sang devient un fluide inutile; aussi
» la nature ne leur en a point donné.
» Tels sont les limaçons , les vers de
» terre, les polypes , &c.

» Une expérience de *M. Chirac* (a)
» continue *M. Lecat* , me paroît prou-
» ver encore cette fonction des liqueurs
» artérielles , de fournir aux fibres mus-
» culaires un fluide auxiliaire , ana-
» logue à celui du cerveau & des nerfs.
» Ce grand Médecin enleva à plusieurs
» chiens , le cerveau , le cervelet & la
» moëlle allongée : quelques-uns con-
» serverent leurs mouvemens ; mais ils
» moururent quelques momens après ,
» par l'épuisement sans doute du fluide
» moteur qu'on a vu qui réside un cer-
» tain tems dans les muscles & par la
» cessation de l'affluance du sang qui y
» porte le fluide auxiliaire. Alors notre

____

(a) Philos. transf. abr. T. 9. p. 25.

K vj

» Anatomiste poussa de l'air dans les
» poulmons de ces animaux, & leur
» rendit par-là le mouvement, non-
» seulement au cœur, mais même au
» reste du corps La source capitale du
» mouvement musculaire, le cerveau,
» le cervelet, la moëlle allongée, ayant
» été supprimés par l'opération de *M.*
» *Chirac*, la vie n'a pû être rappellée
» dans ces animaux, que par la seconde
» source, le fluide nerveux auxiliaire
» que porte dans les organes l'affluance
» du sang que ce Médecin a rétablie en
» soufflant dans les poulmons, & même
» en redonnant au sang par ce souffle
» cet esprit subtil de l'air magazin du
» fluide animal que lui fournit la res-
» piration «.

On explique encore très bien dans
cette hypothèse, pour quelle raison le
muscle pâlit dans la contraction : ce
qui vient de ce que le gonflement des
fibres produit par le mouvement expansif du fluide nerveux, presse les

vaisseaux sanguins , en chasse en grande partie le sang qui y est contenu , &
hâte sa circulation & son retour vers le
cœur.

On explique encore parfaitement
dans cette hypothèse , la promptitude
du mouvement musculaire : sa cessation subite à laquelle aucune hypothèse n'avoit encore satisfait, y est aussi
expliquée d'une maniere très intéres-
sante.

» La petitesse presqu'infinie du dé-
» placement que suppose le mouve-
» ment expansif du fluide nerveux , &
» son union intime avec l'ame , répon-
» dent à la promptitude étonnante de
» la contraction (a). Celle du relâche-
» ment qui la suit à volonté , résulte
» du même principe. Le fluide n'a pas
» plus d'espace à parcourir , pour se re-
» mettre dans son premier état , dans
» son état naturel, & il y est sollicité par

____

(a) Ouvrage cité , p. 110.

„ l'affinité ou l'attraction qui se trouve
„ généralement entre les particules de
„ même nature ; car le mouvement
„ d'expansion est forcé & ne subsiste
„ que tant que l'ame le soutient con-
„ tre cette précédente force attractive,
„ ou *congregative*, si l'on peut dire, la-
„ quelle est l'antagoniste de la force
„ expansive „.

On peut à l'aide de ce système, rendre également raison de tous les phénomenes de l'action musculaire. Il a
cet avantage par-dessus les autres, que
ses principes sont fondés sur des expériences décisives ; qu'il ne suppose rien
qu'on ne puisse raisonnablement admettre , & qui ne paroisse confirmé par
des observations très constantes ; & s'il
n'est pas le véritable système de l'action
musculaire , il n'en est pas moins conforme au génie de la nature , & il me
paroît mériter la préférence , à tous
égards , sur ceux qu'on a imaginés
jusqu'à présent.

LEÇON III.

Du Cœur, des Vaisseaux & du Sang.

97. **L**E *Cœur* est un muscle creux, dont la figure approche de celle d'un cône. Ce muscle est renfermé dans un sac membraneux, connu sous le nom de *péricarde*.

Ce sac qui est d'un tissu assez serré, est placé entre deux feuillets du *médiastin*, qui est une membrane qui divise la poitrine en deux cavités, & dont nous parlerons dans la leçon suivante, dans laquelle nous donnerons la description de la poitrine. La capacité & la figure du péricarde répondent à celle du cœur. On observe cependant entre l'un & l'autre, un espace libre & suffisant pour la facilité des mouvemens de cet organe.

Le péricarde est uni au cœur par des

vaisseaux ; il est encore attaché par une
grande portion de son étendue , au
centre nerveux du *diaphragme* , qui est
une cloison musculeuse qui sépare la
cavité de la poitrine de celle du bas-
ventre , & dont nous parlerons aussi
dans la prochaine Leçon. Il est , outre
cela, attaché aux deux lames ou feuillets du médiastin.

98. La face interne de ce sac, est assez
unie:elle est arrosée d'une sérosité lymphatique. Cette sérosité , au rapport de
plusieurs , s'amasse dans le péricarde ,
& on y en trouve une quantité plus ou
moins grande à l'ouverture de ce sac.
Quelques Anatomistes assurent cependant (a) qu'ils ont ouvert des péricardes qui n'en contenoient aucunement ;
ce qui a fait croire à plusieurs que cette
humeur ne s'y amasse pas naturellement

(a) Math. Cursius comment. in anat. mun-
dini.

dans le vivant , mais seulement après la mort *(a)* , *Deidier* soutient qu'elle ne s'y trouve que par accident *(b)*. Cette dispute a fait pendant long-tems , & fait encore l'objet des recherches des Anatomistes , & ne me paroît pas facile à terminer. Il est constant néanmoins que cette liqueur se trouve d'autant plus abondamment dans ce sac , qu'on diffère plus long tems à l'ouvrir après la mort , ou que le malade meurt à la suite d'une plus longue maladie.

En général , on en trouve toujours une certaine quantité dans presque tous les péricardes , & *Vesale (c)* remarque que cette liqueur est plus abondante dans celui des femmes, que dans celui des hommes. Suivant le rapport de *Riolan (d)*, elle est encore plus abon-

---

(a) Thom. Avega com. in lib. 5. Galeni de locis affectis.

(b) Deidier , anat. raison. p. 318.

(c) Vesale. anat.

(d) Antropogra. lib. 3. p. 118.

dante dans le péricarde des vieillards,
que dans celui des jeunes gens.

Si elle existe réellement dans le vivant, nous ne pouvons lui attribuer
d'autre usage, que d'entretenir la flexibilité du péricarde, & d'empêcher qu'il
ne s'échauffe par le frottement : elle
doit aussi contribuer à lubrifier la surface du cœur, & à rendre ses mouvemens plus aisés.

99. On distingue deux faces au
cœur ; l'une convexe, & l'autre légé-
rement plane. On doit aussi remarquer
sa base & sa pointe : sa base est située su-
périeurement, & répond au milieu de
la cavité de la poitrine : sa pointe se
porte un peu à gauche.

100. La première inspection de la
substance du cœur ne présente qu'un
tissu assez informe des fibres charnues,
entrelassées en toutes sortes de sens ;
mais il en est de ces fibres comme de
toutes celles qui entrent dans la composition des parties musculeuses : elles

se terminent pat des extrêmités tendineuses. On peut donc en général considérer la substance du cœur comme étant en partie charnue & en partie tendineuse. Ces dernieres parties se rendent toutes vers la base du cœur, où elles forment, par leur assemblage, des especes de tendons applatis, auxquels on a donné, à raison de leurs usages, le nom de valvules, dont nous parlerons ci-dessous.

Cette confusion qu'on remarque dans la disposition des fibres charnues du cœur, a donné origine à toutes ces contradictions manifestes, qu'on remarque dans les descriptions que différens Anatomistes nous en ont données. Je ne connois personne, avant le célebre *Winslow* (a), qui soit parvenu à suivre exactement la direction de ces fibres. Il en faut lire la description dans son Ouvrage.

(a) Winslow. anat.

101. Si on pénetre dans l'intérieur du cœur, on y remarque deux cavités plus longues que larges. Ces deux cavités sont séparées l'une de l'autre par une cloison charnue, nommée *septum medium*. On appelle ces cavités les *ventricules du cœur*.

L'usage a fait distinguer ces deux ventricules en droit & en gauche ; le premier est situé antérieurement, & le second postérieurement.

On remarque constamment que les parois du ventricule gauche sont plus épaisses que celles du ventricule droit. La raison de ce phénomene se présente naturellement à l'esprit. Le ventricule gauche est destiné à pousser le sang qu'il contient jusqu'aux extrêmités du corps, tandis que le ventricule droit ne le pousse que dans le poumon qui l'avoisine. La force du premier de ces ventricules doit donc être supérieure à celle de l'autre : or cette force ne peut be plus grande que les fibres charnues de ce ventricule ne ſoient plus nom- breuſes , & conſéquemment ne for- ment des parois plus épaiſſes.

Les Anatomiſtes ſont partagés ſur le rapport des capacités de ces ventricu- les. *Lower* , *Santorini* , *Wood* , *Boer- rhaave* , *Lieutaud* , &c , prétendent que ces capacités ſont égales. Le plus grand nombre cependant tient pour le ſenti- ment contraire. Parmi ces derniers, nous comptons *Winſlow* , *du Verney* , *Saltzmann* , *Morgagni* , *Nicolai* , *Nikols*. Pluſieurs même de ces grands Hom- mes aſſignent la différence qui ſe trouve entre ces capacités ; mais , à la vérité , ils ne s'accordent point exactement en- tr'eux : car *Morgagni* croit que leur rap- port eſt comme celui de 28 à 14. *Nico- lai* , comme celui de 20 à 17 ; & *Nikols* , comme celui de 24 à 17.

La raiſon de ces différences vient , ſelon toutes les apparences , comme le

remarque très bien le célebre *Senac* (a),
non-seulement de ce que les faits varient ; mais encore de ce que, si on
mesure ces capacités par des injections,
le ventricule gauche, comme plus
épais, doit moins se prêter à l'impulsion de l'injection, que le ventricule
droit.

Si on les remplit seulement de la
même maniere que l'on remplit un
vase, il n'est pas possible de les tenir
dans une situation où ils ne soient point
comprimés ; ce qui doit nécessairement
occasionner des différences sensibles
dans les résultats de cette expérience.
Mais quoique ces grands hommes ne
s'accordent point sur le rapport des capacités de ces ventricules, il n'en est
pas moins constant qu'elles sont inégales, & , comme le remarque encore

____

(a) Trait. de la struct. du cœur, T. I. l. 1. c. 9.
p. 190.

Senac, ces capacités, étant senfible-
ment différentes dans le fétus, pourquoi ne le feroient-elles point dans l'a-
dulte ?

D'ailleurs n'eft-il pas naturel de penfer que le ventricule droit, qui reçoit
non-feulement le fang qui revient des
routes de la circulation, mais encore le
chyle qui eft deftiné à former de nouveau fang, doit être plus fpacieux que le
ventricule gauche, qui ne reçoit que le
fang qui eft formé, qui a paffé par le poumon, où il s'eft débarraffé de quelques
parties étrangeres & inutiles à fa compofition, où il a été atténué, où il a
été réduit à un plus petit volume ; en
un mot, où il a reçu fa derniere préparation.

Si la fection des ventricules eft faite
avec art, on y découvre une méchanique bien digne de la main qui l'a formée. On y voit une difpofition admirable de fibres de différentes longueurs,
dont la confiftance & les directions va-

rient ; mais qui font difpofées de façon
qu'elles forment de petites mailles ,
plus étroites vers la pointe du cœur , &
qui deviennent de plus en plus grandes en s'approchant de la bafe. L'entrelacement de ces fibres varie d'un
nombre prodigieux de manieres : mais
ce qui mérite fur-tout notre attention ,
fi nous voulons rendre raifon de la contraction du cœur , c'eft que le nombre
des fibres qui croifent tranfverfalement
celles qui font longitudinales , furpaf-
fe confidérablement le nombre des
autres.

Il faut encore obferver que la plus
grande partie des fibres longitudinales
qui parviennent aux parois intérieures
des ventricules, ne font point affez longues pour parvenir à la bafe du cœur ;
on les voit donc fe réunir plufieurs enfemble , & former par leur réunion des
efpeces de colonnes charnues, dont les
extrémités font tendineufes , qui vont
fe terminer aux valvules du cœur.

On

On remarque aussi dans l'intérieur des ventricules, quantité de petites éminences charnues, & quantité de petits orifices qui sont les ouvertures des veines propres du cœur.

Les deux ventricules sont séparés l'un de l'autre, comme nous l'avons déja observé, par une cloison charnue, appellée *septum medium*. Elle est formée par le concours des fibres voisines des deux ventricules. Cette cloison, comme le remarque *Verdier* (a), est plus inclinée vers le côté gauche, que vers le côté droit, ce qui ne contribue pas peu à augmenter la grandeur de ce dernier ventricule.

Les Anciens, mais sur-tout *Gallien* (b), *Corn. Gemma* (c) prétendent avoir trouvé des os dans les ventricules du

---

(a) Verdier anatom. Splancnol.

(b) Ce usu partium. l. 6. c. 19.

(c) De ortu Cyclognom. l. 2. p. 100.

Tome I. L

cœur de l'homme. *Aristote* (a) regarde
ce fait comme impossible , quoiqu'il
convienne néanmoins , qu'on en trouve quelquefois dans le cœur des animaux , dans celui d'une certaine espece de bœufs , dans celui du cerf.
J'en conserve un dans mon cabinet ,
qui fut tiré du cœur d'un jeune cerf ;
car il ne portoit encore que dix andouil-
leres sur ses perches ou marains. Plusieurs Anatomistes sont de l'avis de
Gallien. Ne pourroit-on pas plutôt croire que ces os ne sont autre chose qu'une
ossification de l'aorte , puisque ceux
qui rapportent ces faits , s'accordent à
dire qu'ils ont trouvé ces os à la naissance de l'aorte. Nous avons même des
exemples qui prouvent que cette artere
s'ossifie quelquefois (b) , & il n'est pas
plus difficile de croire que l'aorte puisse

(a) L. 3. de part. anim. c. 4. & l. 5. de gener.
anim. c. 7.

(b) Th. Bartholin cent. 11. obser. 45.

s'offifier , que le *septum medium*. Or,
nous avons des exemples irréprocha-
bles de l'offification de cette cloifon
charnue & humide (*a*). Non-feulement
l'aorte peut s'offifier , mais encore les
valvules qui font à fon origine : & c'eft
un fait qui fut obfervé à Paris (*b*) , à
l'ouverture du cadavre d'un homme
qui mourut fubitement, & dans lequel
on trouva les trois valvules fémilunai-
res offifiées.

102. On remarque vers la bafe du
cœur deux efpeces de facs , en partie
charnus , en partie membraneux , qui
répondent chacun à l'un des deux ventricules , avec lefquels ils s'abouchent.
On donne à ces efpeces de poches , le
nom d'*oreillettes*. Ces oreillettes font
diftinguées , ainfi que les ventricules ,
en droite & en gauche. La droite eft

(*a*) Columb. lib. 15.

(*b*) Ephemer. de l'Ac. des Curieux, décad. 1.
an. 3. obfer. 282.

beaucoup plus spacieuse que la gauche, & leurs capacités sont pour l'ordinaire dans le rapport de 14 à 13 (a). *Santorini* dit avoir trouvé ce rapport comme celui de 5 à 3.

L'oreillette gauche a ceci de particulier qu'elle nous offre d'abord à considérer un grand sac lisse & fort uni, tant intérieurement qu'extérieurement & outre cela une petite appendice oriculaire, qui paroît comme découpée dans une grande partie de son contour.

Les deux oreillettes sont unies ensemble par une cloison interne qui intercepte la communication qu'elles pourroient avoir l'une avec l'autre. On remarque cependant à cette cloison, une ouverture ovale, qu'on appelle communément *trou botall*, du nom de *Botall* Médecin de Charles IX, à qui on en attribue la découverte. Cette

____

(a) Mém. de l'Acad. Roy. des Scienc.

ouverture ne se fait remarquer que
dans le fœtus : elle est fermée dans
l'adulte , par une membrane assez ferme , quoique mince & transparente.

Chaque oreillette a deux ouvertures,
l'une qui répond à la veine dont elle
reçoit le sang, l'autre au ventricule dans
lequel elle se décharge.

Outre ces deux dernieres ouvertures
oriculaires , chacun des ventricules en
a encore une autre qui répond à un gros
tronc d'arteres. Ainsi le ventricule droit
répond par une de ses ouvertures à
l'oreillette droite , & par l'autre à une
artere, qu'on appelle *artere pulmonaire*,
qui porte le sang de ce ventricule dans
le poulmon. Le ventricule gauche répond par une des siennes à l'oreillette
gauche , & par l'autre à une artere
connue sous le nom d'*aorte* , qui distribue le sang à toutes les parties du
corps.

103. Il est aisé de comprendre par
cette exposition , qu'il y a quatre troncs

de vaisseaux à la base du cœur , par
lesquels il est comme suspendu &
maintenu en situation. Deux de ces
vaisseaux prennent leur origine aux
deux ventricules du cœur , pour distribuer le sang dans toutes les parties du
corps. Les deux autres prennent la leur
aux deux oreillettes ; & c'est par leur
ministere , que le sang qui est rapporté
des différentes parties du corps , re-
tourne dans les ventricules poursu bir
une nouvelle distribution.

C'est donc par le ministere de ces
quatre vaisseaux , que s'accomplit une
des principales fonctions de l'Economie Animale ; savoir , la circulation du
sang , dont nous exposerons le cours
dans l'instant.

104. Il se présente ici à examiner
une méchanique des plus curieuses ,
& qui décele d'une maniere évidente ,
une sagesse infinie , & une intelligence
sans bornes.

On conçoit aisément , par ce qui

vient d'être dit, que les ouvertures arterielles, celles par lesquelles les deux arteres s'abouchent aux ventricules, ne reçoivent le sang de ces ventricules, que lorsque le cœur se contracte, & que ses parois se rapprochent. On conçoit également, qu'après sa contraction, le cœur venant à se dilater, reçoit alors dans ses ventricules, le sang que les oreillettes ont reçu des veines. Or, dans cette alternative de dilatation & de contraction, n'auroit-on pas lieu de craindre que le sang ne refluât dans les capacités dont il seroit sorti ? En effet, lorsque le ventricule gauche se contracte, il pousse dans l'aorte le sang qu'il contient ; mais comme ce même ventricule se dilate immédiatement après, pour recevoir le sang de l'oreillette correspondante, ne paroît-il pas naturel de craindre, que le sang qui vient d'être poussé dans l'aorte, ne rétrograde dans ce ventricule ? Ce que je dis, par rapport au ventricule gau-

L iv

che , doit s'entendre également de son congenere & des oreillettes. Pour satisfaire à cette difficulté , il faut remarquer que l'Auteur de la Nature a pourvû à cet inconvénient, d'une maniere aussi simple que sûre. Il a placé à ces ouvertures des especes de soupapes, qu'on appelle *valvules* , qui font disposées d'une façon très propre à l'usage auquel elles font destinées.

Les Anatomistes font peu d'accord entr'eux fur le nombre & fur la figure de ces valvules : quelques découvertes assez récentes semblent avoir démontré qu'il n'y en a qu'une à chaque orifice. Ce ne font , à ce qu'on prétend (*a*), que les brides que forment leurs fibres charnues, qui nous ont donné occasion d'en reconnoître un plus grand nombre. Comme il est peu important qu'il n'y ait qu'une valvule à chaque orifice, ou qu'il

______

(*a*) Elem. de physiol. en faveur de ceux qui commenc. à étudier la Méd. p. 329.

y en ait plusieurs , pourvû que ces orifices soient suffisamment bouchés lorsque l'occasion le requiert, nous ne nous
écarterons point de l'opinion la plus
suivie , & nous admettrons plusieurs
valvules. Celles qui sont aux embouchures des oreillettes, se nomment *tri-
glochines* , ou *tricuspidales*. Elles sont
flottantes du côté des ventricules , &
elles permettent par ce moyen , au sang
qui est dans l'oreillette, de passer librement de cette oreillette dans le ventricule correspondant , dans le tems que
cette derniere capacité se dilate. Mais
lorsque les ventricules se contractent ,
le sang qui fait effort pour retourner
sur ses pas , & pour repasser dans les
oreillettes, s'engage sous ces valvules ,
se forme lui-même le passage , & ne
trouve d'autre issue que les embouchures artérielles par lesquelles il s'échappe en suivant l'impulsion qu'il reçoit.

On remarque pareillement des valvules aux embouchures artérielles : ces

dernieres font flotantes du côté des arteres : on les nomme *fygmoïdes*, par
rapport à leur figure. Elles font difpofées de maniere que le fang peut enfi-
ler librement les canaux artériels, puif
qu'elles font flotantes de ce côté ; mais
elles empêchent fon reflux dans les ventricules, parceque le fang ne peut refluer
vers eux, qu'il n'engorge les efpeces
de petits paniers qu'elles forment, &
qu'ils ne peuvent être engorgés, qu'ils
ne ferment le paffage par où le fang
pourroit rentrer dans les ventricules.

Le cœur doit fa nourriture & fon
entretien au fang qui circule dans toute
fa fubftance à l'aide des vaiffeaux qu'on
appelle *coronaires*, par rapport aux différens contours qu'ils font à la circonférence de la bafe qu'ils paroiffent entourer en forme de couronne. Ces vaiffeaux, ainfi que tous ceux du corps humain, fe diftinguent en arteres & en
veines. Les arteres font ordinairement
au nombre de deux ; on y en remarque

rarement trois. Les veines font plus
groffes & plus nombreufes que les arteres , & elles paroiffent fuivre les mêmes contours. Ces dernieres s'ouvrent,
& dans les ventricules , & dans les
oreillettes.

Les arteres coronaires font fituées
au-deffous des valvules que nous venons de décrire ; de façon que le cœur
ne peut recevoir de fang dans le tiffu
de fes fibres lorfqu'il fe contracte ,
puifqu'alors les valvules fygmoïdes
étant abaiffées , bouchent les orifices
des arteres coronaires.

105. Il en eft du cœur , comme de
toutes les parties du corps humain :
elles font toutes fufceptibles de quantité de variations qu'on ne peut connoître que par la diffection , & qui ex-
pofent l'homme à nombre d'accidens
auxquels on ne peut remédier , puifqu'on ne peut foupçonner les différentes conformations auxquelles ces parties font expofées. Ce font autant de

jeux de la nature, qui mettent nos connoiſſances en défaut, qui abaiſſent notre orgueil, qui nous font ſentir notre dépendance, & la main toute puiſſante qui ſe joue quelquefois de notre induſtrie & de nos foibles travaux, mais qui ſervent toujours, lorſqu'ils ſont connus, à reculer les bornes de notre ignorance. Je ne rapporterai ici qu'un ſeul exemple.

Antoine Pozzis, Médecin de l'Empereur, connut un homme de 27 ans, d'un tempérament chaud & ſec, qui éprouva pendant quatre ans une palpitation de cœur continuelle, que rien ne pouvoit calmer que la ſaignée. Ces palpitations ne ſe faiſoient point ſentir dans l'endroit où le cœur eſt naturellement placé, mais beaucoup plus bas & vers le côté gauche du diaphragme. Les ſymptômes de cette maladie étant augmentés juſqu'à un certain point, cet homme ſuccomba & mourut dans une ſyncope qui lui ſurvint. On vit à l'ouverture de son corps, que le cœur étoit très-gros, & qu'il n'avoit qu'un seul ventricule, qui contenoit seize onces de sang très noir ; sa substance étoit amincie & desséchée, & les arteres s'étoient allongées & desséchées par son poids. Au lieu du ventricule droit qui manquoit, la nature avoit formé dans la veine cave ascendante, une grande poche. L'Auteur qui rapporte cette observation (a), en tire cette conclusion : Qu'on ne dise donc plus maintenant que les deux ventricules du cœur sont absolument nécessaires, & que l'élaboration des esprits animaux commence d'abord à se faire dans l'un, & à se perfectionner dans l'autre.

106. On conçoit aisément, par ce que nous venons de dire ci-dessus, que le cœur est susceptible de deux mouvemens, par l'un desquels il entre en

____

(a) Ephemer. des cur. décad. 1. an. 1673. obser. 40.

contraction : c'eſt ce mouvement qui eſt connu ſous le nom de *ſiſtole* ; par l'autre il ſe dilate , ce dernier s'appelle mouvement de *diaſtole*.

Les oreillettes ſont pareillement douées de ces deux mouvemens ; mais il faut remarquer que leur dilatation n'a lieu, que pendant que le cœur ſe contracte : elles recoivent donc le ſang des vaiſſeaux qui s'abouchent avec elles, dans le temps que le cœur ſe décharge de celui dont il étoit rempli. Il en eſt de même du mouvement de contraction des oreillettes, il s'exécute dans le temps que les ventricules du cœur ſe dilatent , & elles pouſſent alors dans ces ventricules le ſang dont elles étoient remplies.

L'uſage du cœur eſt donc d'entretenir la circulation du ſang. Pour ſe former une juſte idée de cette fonction, il ſuffit de connoître les principaux troncs de vaiſſeaux qui partent du cœur, pour ſe rendre aux extrémités du corps,

& ceux qui s'anaſtomoſent avec eux, pour reporter le ſang des extrémités juſqu'au cœur. Nous allons donc expo-ſer, le plus ſuccinctement qu'il ſera poſ-ſible, la diſtribution de ces vaiſſeaux, après avoir donné une legere idée de leur compoſition.

Des Vaiſſeaux.

107. Quelques minces que paroiſ-ſent les vaiſſeaux du corps humain, ils ſont compoſés de pluſieurs tuniques, ainſi qu'on peut s'en convaincre par la macération. Les Anatomiſtes ne ſont point d'accord entr'eux ſur le nombre de ces tuniques; les uns en admettent un plus grand nombre, les autres un moindre nombre. Sans entrer dans cette diſpute qui n'eſt point du reſſort du phyſicien, j'obſerverai ſeulement ici, 1°. que ces tuniques ſont des membranes qui réſultent de l'aſſem-blage de pluſieurs fibres, & qui con-ſéquemment jouiſſent des mêmes pro-

priétés que nous avons déja expofées, en traitant de la nature de la fibre (47, 48, 49, 50, 51, 52).

2°. Qu'on peut admettre deux tuniques au-moins dans la compofition des vaiffeaux ; favoir l'interne & la charnue ; car fuivant les obfervations du D. de Haller (*a*), la cellulaire n'eft que leur acceffoire, & ce grand Anatomifte ne regarde pas l'extérieure, comme conftante. *Morgagni* prétend qu'on ne démontre bien cette multiplicité de tuniques, que fur l'aorte d'un bœuf (*b*).

3°. Que les vaiffeaux, furtout les artériels, font fufceptibles des mêmes mouvemens de contraction & de dilatation, que nous venons de faire obferver par rapport au cœur & aux oreillettes : ce font ces deux mouvemens qui font connus dans les arteres

---

(*a*) De Haller phyfiolog.
(*b*) Morgagni adv. anat.

sous le nom général de *pouls*. Ces mouvemens sont opposés à ceux du cœur ; c'est-à-dire, que la contraction des vaisseaux s'exécute pendant la dilatation du cœur ; & que leur dilatatiou a lieu, lorsque le cœur se contracte.

108. Le sang qui est contenu dans le cœur, est poussé pendant sa contraction dans deux gros troncs d'arteres, avec lesquels ce viscere s'abouche. Le sang du ventricule droit est poussé dans l'artere *pulmonaire*, qui part de ce ventricule, pour se porter obliquement, de droite à gauche, en passant devant l'aorte dont nous allons parler, perce le péricarde, se divise ensuite en trois branches, dont l'une forme *le canal arteriel*, dont nous parlerons par la suite, tandis que les deux autres se portent dans les deux lobes du poumon, l'un à droite & l'autre à gauche. Ces deux branches se divisent en une infinité de rameaux qui accompagnent les branches, & vont enfin se perdre dans

les lobules du poumon, dont nous parlerons dans la leçon suivante. Le sang
contenu dans le ventricule gauche, est
poussé dans un gros tronc d'artere appellé *aorte*. Ce vaisseau qui est dilaté,
tandis que le cœur lui envoie le sang
qu'il contient, se contracte ensuite,
& pousse le sang qu'il vient de recevoir, & l'obligé à suivre les distributions que nous allons décrire.

L'aorte, à sa sortie du cœur, se porte
un peu obliquement à droite, reve-
nant ensuite à gauche & en arriere,
elle décrit une espece de demi cercle
qu'on appelle la *crosse* de l'aorte, de
la partie supérieure de laquelle, naissent pour l'ordinaire trois branches
assez considérables, lesquelles prises
ensemble sont appellées *aorte ascen-*
dante; parcequ'elles portent le sang à
la tête & aux extrémités supérieures.
Chacune de ces branches a sa dénomination particuliere; on nomme celle
qui est à droite, *sous-claviere droite :*

celle qui est à gauche est connue sous le nom de *sous-claviere gauche*, & celle qui est au milieu, est appellée *carotide gauche*.

109. Les arteres sous-clavieres, droite & gauche, s'écartent presque transversalement, chacune de son côté, derriere & sous les clavicules, d'où leur vient le nom de sous-clavieres, & elles se terminent sur le bord supérieur de la premiere côte, où elles prennent le nom d'arteres *axillaires*. Chaque artere sous-claviere, fournit dans ce trajet, plusieurs branches aux parties circonvoisines ; entre autres une artere nommée *vertebrale*, qui se distribue à la moëlle de l'épine. Chaque sous claviere enfin étant parvenue au haut du col, fait trois contours différens, & entre dans le crâne par le grand trou occipital. A son entrée dans le crâne, elle s'avance obliquement pour joindre sa compagne, ce qui forme le tronc *basilaire*. Ce tronc se divise en plusieurs

rameaux, qui se distribuent à différentes parties du cerveau, du cervelet &
de la moële allongée.

110. L'artere axillaire, suite de la
sous-claviere, ne conserve son nom
que dans l'espace qu'elle parcourt sous
l'aisselle ; elle descend ensuite le long
de la partie interne du bras, où elle
prend le nom de *brachiale*, n'étant re-
couverte dans cet endroit, ainsi que
sous l'aisselle, que de la peau & de la
graisse. Elle fournit dans son chemin,
plusieurs rameaux qui se jettent dans
les muscles voisins; elle fournit entre
autres, vers la partie supérieure du
bras, une branche assez considérable,
qui se porte obliquement vers sa partie
postérieure, le long de laquelle elle
descend, en avançant jusqu'au condile
externe de l'humerus.

A proportion que l'artere brachiale
descend le long du bras, elle s'avance
vers sa partie antérieure, en se cachant
sous le muscle biceps (69) : parvenue

à la partie inférieure du bras, elle se partage en deux branches principales, nommées *cubitale & radiale*. Il y a des sujets où cette distribution se fait à la partie moyenne du bras ; dans d'autres elle se fait vers sa partie supérieure, & ces dernieres conformations ne sont pas d'un petit avantage, par la raison que voici. Il arrive quelquefois que dans une saignée de bras, on pique l'artere pour une veine : or lorsque la division de l'artere brachiale, se fait à la partie supérieure ou vers la partie moyenne du bras, l'une des deux branches qui n'a point été piquée, peut suffire pour entretenir la circulation du sang, & pour porter à l'avant-bras, la nourriture dont il a besoin, tandis que la circulation est interceptée dans la branche coupée, par le moyen des bandes & des compresses, dont on est obligé de faire usage ; avantage dont on ne peut jouir, lorsque la division de cette ar-

tere, ne se fait que vers le pli du coude.

111. La branche cubitale fournit, vers
son origine, trois rameaux remarquables, dont l'un remonte derriere le
condile interne pour s'anastomoser
avec un autre rameau fourni par l'artere brachiale.

La cubitale continue alors sa route
le long de l'avant-bras, & étant parvenue au poignet, elle passe sous un
ligament qu'on appelle *annulaire*, où
elle fournit un rameau, qui va s'anastomoser avec la branche radiale.

La cubitale s'étend ensuite le long de
la main, où elle forme, pour l'ordinaire, une espece de crosse, de laquelle partent plusieurs rameaux, qui se
continuent intérieurement le long des
parties latérales des doigts, en s'avançant même jusqu'à leurs extrémités,
où les rameaux communiquent entre
eux.

La branche radiale après avoir jetté
un rameau ou deux, qui remontent
derriere le condile externe, defcend
le long de la partie interne du radius,
fournit plufieurs rameaux vers la partie
inférieure, continue fon chemin vers
la partie interne du métacarpe, & va
s'anaftomofer avec une des branches de
la cubitale.

Les rameaux qui partent du tronc de
l'artere brachiale, audeffus de fa divifion, & qui communiquent avec ceux
de l'artere cubitale & de la radiale, font
auffi d'un grand fecours après la piqueu-
re de l'artere. Les anaftomofes peuvent
compenfer en grande partie, le défaut
de la divifion de la brachiale, lorfqu'elle
ne fe fait que vers la partie inférieure
du bras.

112 La *carotide droite* prend naiffance de la fous-claviere droite, tandis
que la gauche part immédiatement de
la croffe de l'aorte. Ces deux arteres,
la droite & la gauche, montent le long

de la partie antérieure du col, à côté
de la trachée artere. Lorsqu'elles font
parvenues à la hauteur du *larynx*, elles
fe partagent en deux branches principales, dont l'une, & qui paroît être
la continuation du tronc de la carotide,
eft nommée *carotide interne*; celle-ci
pénetre dans le crâne par le canal carotide (24. n. 4.), & forme dans fon
chemin trois contours : elle fe diftribue à l'œil, par le moyen de quelques
rameaux qui entrent dans l'orbite par
la fente fphénoïdale, & par le trou
optique. Cette artere fournit auffi
quelques rameaux à la glande pituitaire; enfin elle perce la dure mere; elle
pénetre fous la bafe du cerveau, où
elle fe divife en deux branches principales, dont l'antérieure communique
avec une pareille branche de l'aurre
carotide interne. Elle fe divife alors
en plufieurs branches, qui fe diftribuent aux parties antérieures du cerveau. La branche poftérieure s'anafto-
mofe

mose avec le tronc bafilaire (10).

L'autre branche principale de la carotide , connue fous le nom de carotide externe, fournit plufieurs rameaux.

Le premier fe diftribue au larynx , le
fecond à la langue , le troifieme à la
mâchoire inférieure ; ce dernier fe porte vers la commiffure des lévres , auxquelles il fe diftribue. Il paffe enfuite
à côté du nez , où il jette plufieurs rameaux. Il vient après cela , gagner le
grand angle de l'œil , auquel il donne
quelques rameaux. Il communique enfin avec un des rameaux de la carotide
interne , qui ont paffé dans l'orbite.
Le quatrieme fournit à la partie poftérieure de la tête. Le cinquieme fe diftribue à l'oreille : il entre dans la caiffe
du tambour ; & il fournit à toutes les
parties qui y font renfermées , & dont
nous parlerons plus bas.

Le tronc de la carotide externe continue fa route derriere l'angle de la
mâchoire inférieure , & parvenu vis à-

vis son apophyse condiloïde (25), il
jette quatre rameaux qni se divisent
en plusieurs autres, & qui se distribuent aux parties voisines. Parmi ces
rameaux, il y en a un connu sous le
nom de maxillaire interne qui entre
dans le conduit de la mâchoire infé-
rieure(25) pour se distribuer aux dents,
& qui sort ensuite par le trou menton-
noir (*ibid*), & va se perdre dans le voi-
sinage. Il y en a encore un autre, qu'on
nomme *artere épineuse*, ou *de la dure
mere* ; celui-ci entre dans le crâne par
le trou épineux qui se trouve à l'os
sphénoïde, & se distribue à la dure
mere.

La carotide externe passe enfin sur
l'apophyse zigomatique (24. n. 4.), ou
elle se termine en formant l'artere tem-
porale qui se partage en trois rameaux
distingués en antérieur, moyen &
postérieur, qui se jettent dans les muscles frontaux & occipitaux.

113. L'aorte inférieure paroît être la

continuation du tronc de l'aorte. Son commencement répond au corps de la quatrieme vertebre du dos. Elle est couchée sur la partie latérale gauche du corps de cette vertebre : elle descend ensuite le long du corps des autres vertebres du dos , & des quatre supérieures des lombes ; mais à proportion qu'elle descend , elle s'avance vers la partie moyenne du corps des vertebres sur lesquelles elle est couchée : parvenue enfin à la quatrieme vertebre des lombes , elle se divise en deux branches considérables , dont nous parlerons dans l'instant.

114. L'aorte inférieure fournit dans ce trajet des branches moins considérables , & plusieurs rameaux : elle en fournit plusieurs dans la poitrine.

Les premiers se détachent pour l'ordinaire de sa partie antérieure, & vont se distribuer aux poumons , d'où leur vient le nom d'arteres *bronchiales.*

Quelquefois ces arteres font fournies par les *intercoſtales inférieures* , qui font au nombre de feize , huit de chaque côté : elles fortent de la partie poſtérieure de l'aorte , & elles vont fe placer après avoir jetté quelques rameaux dans le canal de l'épine , le long du bord inférieur de chaque côte , en fe diſtribuant aux mufcles intercoſtaux , & à la *plevre* , dont nous parlerons dans la Leçon fuivante.

Nous donnons à ces arteres le nom d'intercoſtales inférieures , pour les diſtinguer de fix arteres intercoſtales , qu'on appelle fupérieures , qui partent également de l'aorte , mais plus fouvent des arteres fous clavieres que nous avons déja décrites (108). Ces arteres ne font à leur origine , qu'un feul tronc fort court , mais affez confidérable , qui bien-tôt après fa naiſſance , fe diſtribue en trois branches qui rampent le long de la goutiere des trois premieres vraies côtes.

115. L'aorte inférieure sort de la poitrine, en perçant le diaphragme ; & dès son entrée dans le ventre inférieur, elle jette un rameau au côté gauche du diaphragme, appellé artere *diaphragmatique inférieure*.

116. L'aorte fournit ensuite & antérieurement, une branche assez considérable par son volume, mais qui est très courte. Cette branche est appellée *tronc cœliaque*, lequel après avoir donné un rameau au côté droit du diaphragme, se partage en trois branches, connues sous les noms de *coronostomachique*, d'*hépatique* & de *splénique*.

La coronostomachique est ainsi appellée, parceque ses principaux rameaux embrassent l'orifice supérieur du ventricule, à-peu-près comme une couronne : les autres rameaux de cette branche se distribuent à la face antérieure & postérieure de l'estomac.

La branche hépatique jette quatre rameaux nommés *pyloriques, gastroepi-*

ploïque droite, duodénale & *cystique.* Le rameau pylorique se porte à la partie supérieure droite de l'estomac. Le rameau gastroépiploïque se distribue à la grande courbure de l'estomac, & à l'*épiploon.* Le rameau duodénale fournit à l'intestin *duodenum.* Enfin le rameau cystique va à la vésicule du fiel. Le tronc de la branche hépatique se perd ensuite dans la substance du foie.

La branche splénique fournit à toute la substance de la rate : elle jette plusieurs rameaux qui vont à l'estomac, au pancreas & à l'épiploon.

117. La seconde branche qui naît de la partie antérieure de l'aorte descendante, est appellée *méséntérique supérieure.* Elle se porte vers le centre du *méséntere,* qui est une membrane graisseuse, à laquelle les intestins sont attachés. Cette artere se distribue entre les lames de cette membrane. Elle s'y divise en plusieurs branches qui com-

muniquent entr'elles par des arcades, dont les rameaux forment de nouvelles communications, qui laissent entr'elles des espaces de toutes sortes de figures, & ces rameaux vont embrasser ensuite le canal intestinal où ils se terminent.

118. L'aorte fournit ensuite, & de chaque côté, un peu au-dessous de la méfentérique supérieure, une artere qui se porte aux reins, & qu'on appelle artere *emulgente*.

119. Un peu plus bas, on voit sortir de la partie antérieure de l'aorte, la *Méfentérique inférieure*, qui se divise en trois branches, dont la premiere remonte pour communiquer avec la méfentérique supérieure. Elles se diftribuent toutes les trois au canal intestinal. La troisieme se porte au rectum, & forme ce qu'on appelle l'artere *hémorrhoïdale interne*.

120 L'aorte fournit outre cela, par sa partie postérieure, & dans tout le trajet qu'elle fait dans le ventre infé-

rieur, différens rameaux qu'on nomme arteres *lombaires*, qui se distribuent principalement à la moëlle de l'épine, & aux muscles voisins.

121. Lorsque l'aorte est parvenue à la quatrieme vertebre des lombes, elle se partage en deux branches, connues sous le nom d'arteres *iliaques*. Chacune de ces branches, après avoir fait quelque trajet, se divise elle-même en deux autres branches, dont l'une est appellée iliaque externe, & l'autre iliaque interne. Celle-ci fournit quantité de rameaux qui se distribuent aux parties circonvoisines.

122. L'artere iliaque externe sort du bas ventre par l'arcade formée par les muscles du bas ventre, & fournit deux rameaux qui se jettent dans les parties voisines. Elle perd alors son nom, & elle prend celui d'artere *crurale*. Cette derniere fournit dès sa naissance, plusieurs rameaux, dont la plûpart vont se perdre dans les muscles voisins.

Cette artere se porte un peu obliquement vers la partie interne de la cuisse : de-là elle passe au-dessous des muscles, & elle se porte vers sa partie postérieure, à proportion qu'elle s'avance vers le jarret.

Parvenue à cet endroit, elle prend le nom d'artere *poplyté* : elle jette plusieurs rameaux qui se distribuent aux parties latérales de l'articulation.

123. Cette artere continue sa route vers la jambe, en passant entre différens muscles auxquels elle jette quelques rameaux : elle se divise ensuite en deux branches, dont l'une est antérieure & l'autre postérieure. L'antérieure est appellée *tibiale antérieure*, parcequ'elle descend le long de la partie antérieure du tibia sur le ligament interosseux, qu'on remarque entre cet os & le péronné. Etant arrivée au-dessus du pied, elle s'avance vers le gros orteil, où elle se partage en deux principaux rameaux, dont le plus considéra-

M

ble se rend à la plante du pied , tandis que l'autre se distribue au gros ortei .

La branche postérieure qui naît de la division de l'artere poplité se subdivise en deux autres branches , dont l'une est appellée *tibiale postérieure* , & l'autre *péronniere*. La premiere qui est la plus considérable , descend le long de la partie postérieure interne du tibia , s'avance jusqu'à la malléole interne , se distribue dans son chemin aux muscles voisins , & jette un gros rameau qui pénetre dans le conduit creusé dans la substance du tibia , pour fournir à la moëlle de cet os.

L'artere tibiale postérieure étant parvenue derriere la malléole interne , se glisse sous la plante du pied , où elle se divise en deux principaux rameaux , dont le plus considérable appellé *plantaire externe* , se porte vers le côté externe de la plante du pied , d'où il s'avance vers les os du métatarse formant une espece d'arcade , d'où partent plu-

fieurs rameaux qui vont aux orteils ;
& il fe termine enfin , en s'anaftomo-
fant avec la branche de l'artere tibiale
antérieure. Le fecond rameau appellé *plantaire interne* , étant parvenu
au delà de la plante du pied , fe fubdi-
vife en deux autre plus petits rameaux,
dont l'un va au gros orteil , & communique avec un rameau de l'artere tibiale antérieure, & l'autre fe diftribue aux
premieres phalanges des orteils fui-
vans

La branche peronniere defcend le
long de la face poftérieure du péronné.
Parvenue au bas de la jambe , elle traverfe les ligamens interoffeux , pour
paffer à la partie fupérieure du pied ,
& fe termine au tarfe.

Telles font les principales divifions
& fubdivifions de l'aorte , qui prend
naiffance au ventricule gauche du cœur,
& qui diftribue le fang à toutes les parties du corps , d'où il eft reporté par les
veines dans l'oreillette droite du cœur,

M vj

pour repasser de nouveau par les routes de la circulation.

124. Les veines commencent où les arteres se terminent. Elles ne sont dans leur origine que des conduits extrê-mement petits ; mais la réunion de plusieurs de ces rameaux forme des troncs d'une grosseur qui augmente à proportion qu'ils s'éloignent de leur origine, & qu'ils approchent du cœur.

125. On remarque, dans la cavité des veines, des membranes disposées en valvules, qui facilitent le cours du sang vers le cœur, & qui s'opposent à son retour vers les extrémités. Leur figure est sémilunaire. Elles sont attachées par leur bord convexe, & leur bord concave est tourné vers le cœur. Elles sont solitaires ou doubles, & rarement en remarque-t-on trois ensemble : elles sont situées à des distances inégales les unes des autres. Ces distances varient depuis un pouce jusqu'à quatre.

Toutes les veines néanmoins ne sont

pas munies de valvules. Les petites n'en
ont point. Les veines des extrémités
supérieures n'en font ordinairement
garnies, que jufqu'à la jugulaire interne : on en remarque encore quelques unes à l'extrémité inférieure de
cette derniere veine ; mais il n'y en a
point dans le refte de fon canal. Les
veines des extrémités inférieures n'en
ont que jufqu'au haut des cuiffes. Celles qui font renfermées dans la cavité
du bas-ventre en font ordinairementdé-
pourvues : on n'en remarque point non
plus dans celles qui font renfermées
dans la poitrine , ainfi que dans celles
qui font placées dans le crâne.

L'expérience fuivante , dont M. *Pa-
pin* rendit autrefois compte à l'Abbé de
Laroque (a) , nous indique qu'il s'en
trouve au moins quelquefois dans quelques unes des veines comprifes dans
le bas ventre.

(*b*) Journ. des Sav. ann. 1684.

On mit un rein fous le recipient d'une machine pneumatique , après avoir introduit un petit tuyau dans l'artere émulgente, & après avoir exactement lié cette artere fur ce tuyau, dont l'autre extrémité fortoit hors du récipient ; on verfa enfuite de l'eau dans ce tuyau. A mefure qu'on pompoit l'air , on obfervoit que cette eau entroit dans l'artere émulgente , & qu'après avoir circulé dans le rein, elle fortoit par la veine émulgente, fans qu'il en fortit aucune goutte par l'artere. On obferva enfuite , qu'en inférant ce tuyau dans la veine , on eût beau faire le vuide , on ne vit rien fortir par l'artere : ce qui prouve , 1°. qu'il y a des valvules dans les veines émulgentes : 2°. que ces valvules ne laiffent point refluer le fang.

On peut s'affurer aifément de l'exiftence de ces valvules , par l'effet des ligatures qu'on a coutume de faire dans les faignées du bras: le fang qui fe trouve alors arrêté dans les veines, produit au dessus de ces petits sacs membraneux, de petites protuberances qui marquent sensiblement la situation & le nombre de ces valvules.

Bergerus (a) pense que les valvules servent non-seulement d'entrepôt au sang, en en soutenant le cours ; mais il prétend encore que ce sont de petits muscles flotans, qui fouettent le sang, qui le battent & qui le préservent de rallentissement. Ce célebre Physiologiste (b) admet une semblable méchanique dans les veines lymphatiques ; mais il ajoute un nouvel artifice ; savoir, le secours des glandes conglobées, dont on n'avoit fait jusqu'alors que des filtres, ou des réservoirs à levains. Le savant *Santorin* (c) les regarde aussi comme de petits corps élasti-

_______________   _______________

(a) Bergerus de nat. humanâ. p. 75.

(b) Idem. p. 83.

(c) Santorini de fibrib. p. 27. 93.

ques, qui font l'office des mufcles, & qui
font capables d'exprimer la lymphe, de
la chaffer & de l'élever vers les parties
fupérieures. Le même *Bergerus* les regarde comme autant de petits cœurs,
& il dit que c'eft-là que fe donne le
dernier coup de pompe, pour faire
parvenir la lymphe à la fin de fon
cours (*a*).

On n'eft pas trop d'accord fur la découverte de ces valvules. *Fabrice d'A-
quapendente* (*b*) s'attribue l'honneur de
cette découverte, & dit même qu'il la
fit en 1574. Mais on lit dans la vie du
P. *Paul* de Venife, qu'il les avoit décrites long-rems avant lui. *Picolomini* en
avoit encore parlé avant *Fabrice d'A-
quapendente*, & *Silvius* célebre Médecin de Paris, les avoit auffi décrites
fort élegament, long-tems avant cet
Auteur (*c*).

(*a*) Bergerus de nat. hum. p. 83.
(*b*) Trait. 4. de ven. oftiolis. p. 146.
(*c*) Lib. 10. de membran. c. 2.

216. Avant que de paſſer à la diſtribution des veines, il n'eſt point hors de
propos de faire obſerver , que toutes
les arteres ſont accompagnées d'autant
de veines, & que le plus ſouvent même
il ſe trouve deux veines pour une ſeule
artere. On trouve outre cela , pluſieurs
veines qui n'accompagnent aucune artere ; telles ſont pour l'ordinaire , les
veines extérieures des bras & des jambes ; d'où l'on voit clairement que les
diſtributions & les ramifications des
veines ſont plus nombreuſes que celles
des arteres ; d'où il réſulte que la ſomme totale de la capacité des veines eſt
plus grande que celle de la capacité des
arteres. L'Auteur d'une Phyſiologie fort
eſtimée (a) croit que ce rapport , en ne
conſidérant ſeulement que les deux
gros troncs , peut être exprimé par celui de 2 à 1 , & que celui de ces mêmes

---

(a) Elem. de Phyſ. en faveur de ceux qui
comm. à étudier la Medecine. p. 324.

capacités considerées dans les petits vaisseaux, peut être exprimé par celui de 3 à 1 ; il convient néanmoins ensuite, que ces rapports souffrent des exceptions.

Il est constant que la facilité avec laquelle les veines se dilatent, doit empêcher qu'on puisse exactement comparer leur capacité avec celle des arteres ; car on sait par expérience, que les veines s'étendent davantage que les arteres, par le même dégré de force. *Moor* décide cependant que la capacité des veines, prises en totalité, est double de celle des arteres. *Keill* croit que l'aorte est à la veine cave, dans le rapport de 234 à 441. Le célebre *de Haller* assure que la capacité des arteres & des veines iliaques, suit le rapport de 4, à 9 ; que celle des arteres & des veines méfenteriques, suit celui de 9 à 16. *Santorini* établit d'autres proportions, d'où l'on voit évidemment, combien peu on doit compter sur de telles observations.

127. On distingue trois veines principales dans le corps de l'homme ; la *veine cave*, la *veine porte* & la *veine pulmonaire*.

La veine cave comprend deux principaux troncs, qu'on connoît sous les noms de cave supérieure ou descendante, & de cave inférieure ou ascendante, par rapport au cours du sang. Ces deux troncs se joignent ensemble à l'oreillette droite du cœur, pour y verser conjointement le sang qu'ils rapportent des extrémités du corps. On remarque à l'endroit où ils se joignent, une petite éminence, qui empêche que le sang qui revient des parties supérieures, ne tombe sur celui qui vient des parties inférieures, & qui conduit ces deux courans dans l'oreillette.

128. La veine cave supérieure ou descendante, prend son origine à l'oreillette droite du cœur, & monte jusqu'à la partie supérieure du sternum. On remarque en cet endroit une veine

assez considérable, qui vient s'y décharger. Cette veine est pour l'ordinaire isolée ; ce qui lui a fait donner le
nom de veine *azygos*, que les anatomistes lui ont conservé : elle est couchée antérieurement le long de la partie latérale droite du corps, des vertebres du dos ; elle pénetre dans la cavité du ventre, après avoir percé le
diaphragme, & elle reçoit dans son
trajet le sang des veines des parties circonvoisines ; savoir celui des inter-
costales, des brachiales & de quelques
autres.

La veine cave supérieure résulte de
deux branches considérables, nommées les *sous-clavieres*, qui doivent
leur origine aux veines *axillaires*. La
sous claviere gauche reçoit le *canal
thorachique*, dont nous parlerons en
traitant de la digestion.

Les sous-clavieres reçoivent le sang
qu'elles charient, des *vertébrales*, des
mammaires, des *thimiques*, des *dia-*

phragmatiques supérieures &c., elles reçoivent aussi celui des veines *jugulai-*
res , qu'on distingue en internes &
externes : les premieres prennent leur
origine à la fin des sinus latéraux,
dont nous parlerons dans l'exposition
du cerveau. Les jugulaires internes
descendent ensuite le long des parties
antérieures du col, à côté de la trachée-
artere , & elles reçoivent dans leur
chemin le sang de plusieurs rameaux.

Les jugulaires externes sont situées le
long des parties latérales du col : elles
reçoivent le sang qui revient de la face,
de l'extérieur du crâne & d'une partie
du col.

Les axillaires se déchargent , comme
nous l'avons déja dit , dans les sous-
clavieres : elles reçoivent le sang de
plusieurs veines, qui portent le nom
des arteres qu'elles accompagnent , elles reçoivent aussi celui de toutes les
extrémités supérieures , par plusieurs

veines qu'on peut diſtinguer en deux claſſes.

129. La premiere comprend celles qui n'accompagnent aucune artere dans leur trajet : la ſeconde renferme celles qui accompagnent différentes arteres. Les veines de la premiere claſſe ne ſont recouvertes que de la peau & de la graiſſe : elles communiquent en pluſieurs endroits avec celles de la ſeconde claſſe, comme au pli du coude, au poignet &c.

Ces veines ſe remarquent dans la main, & le long de l'avant-bras. On appelle *ſalvatelle*, celle qui regne entre le doigt annulaire & l'auriculaire. On a donné différens noms à celles qui ſe diſtribuent le long des autres doigts ; on appelle *radiales* & *cubitales*, celles qui regnent le long de l'avant-bras : les premieres ſe raſſemblent au pli du coude, & forment par leur concours, une veine connue ſous le nom de *cépha-*

liqu : cette derniere monte le long de la partie externe du bras , & va se décharger dans la sous-claviere.

Les cubitales se rassemblent au haut de la partie interne & postérieure de l'avant-bras : elles composent par leur réunion une veine appellée *basilique* ; cette derniere communique vers le pli du coude , avec la céphalique dont nous venons de parler. Leur communication se fait par une & quelquefois par deux branches , qu'on appelle *veine médiane*.

La basilique passe en montant le long de la partie interne du bras , pour se décharger ensuite dans celles qui accompagnent l'artere brachiale ; & toutes ensemble vont former un seul tronc vers le haut du bras , connu sous le nom de veine axillaire.

Telles sont les principales veines des parties supérieures du corps , qui rapportent le sang de ces parties dans l'oreillette droite du cœur.

130. La veine cave inférieure ou

afcendante prend fon origine vers la
quatrieme vertebre des lombes, elle
eft couchée le long de la partie latérale
droite du corps de ces vertebres, elle
traverfe le diaphragme du côté droit,
elle pénétre auffi dans le péricarde,
pour aboutir à l'oreillette droite du
cœur, elle reçoit le fang de quantité
de veines qu'elle rencontre fur fon
paffage.

La veine cave afcendante paroît être
la continuation des veines iliaques,
qui font compofées de deux branches,
dont l'une eft externe, & l'autre interne : cette derniere, qui eft furnom-
mée *hypogaftrique*, reçoit quantité de
rameaux, des veines qui accompagnent
les arteres. La branche externe n'eft
que la continuation de la veine *crurale*,
qui accompagne l'artere de ce nom :
cette derniere reçoit non feulement
le fang que lui fourniffent toutes les
branches des veines qui accompagnent
les ramifications de l'artere crurale,
mais

mais encore celui de plusieurs autres veines qui n'accompagnent aucune artere; ce qui nous donne pareillement lieu de distinguer en deux classes les veines des extrémités inférieures, & de ranger dans la premiere, celles qui n'accompagnent aucune artere, & de placer dans la seconde celles qui accompagnent différentes arteres.

131. On a donné des noms particuliers aux veines de la premiere classe. On appelle *saphene interne*, une branche assez remarquable, qui est située sur la malléole interne, & qui paroît comme la réunion de plusieurs rameaux qui rampent sur la partie supérieure & interne du pied : cette veine monte le long de la partie latérale interne de la jambe, pour se décharger ensuite, au haut de la cuisse, dans la veine crurale. La saphene externe est couchée sur la malléole externe; elle monte le long de la partie extérieure de la jambe, & elle va se décharger

dans les veines qui accompagnent l'artere crurale : elle paroît auſſi formée
de pluſieurs rameaux, qui rampent ſur
la partie ſupérieure & externe du pied.

On donne le nom de *ſurale* à celle
qui regne de bas en haut, le long de
la partie poſtérieure de la jambe : elle
vient ſe décharger, ainſi que la ſaphene
externe, dans les veines qui accompagnent l'artere crurale.

132. Outre les veines que nous venons de décrire, & qui viennent former par leurs concours la veine cave
inférieure & aſcendante ; il faut encore
diſtinguer une veine très conſidérable,
connue ſous le nom de *veine porte*.
Cette veine paroît formée de deux branches principales, l'une reçoit le ſang
qui revient de la rate, du pancréas &
d'une partie de l'eſtomach ; l'autre reçoit celui qui vient des inteſtins & du
méſentere : la réunion de ces deux branches, forme un tronc qui pénetre la
ſubſtance du foie ; mais avant ſon en-

trée dans ce viscere , il forme deux
branches , l'une à droite & l'autre à
gauche , qui sont connues sous le nom
de *sinus de la veine porte.*

Après que les branches de la veine porte ont conduit & distribué le sang dans
toute la substance du foie , elles se dé-
gorgent dans la veine cave ascendante.

133. Il ne nous reste plus maintenant qu'à parler de la veine pulmonaire. Cette veine reçoit le sang de toutes
les ramifications des veines qui rampent dans toute la substance du poulmon , & elle s'en décharge dans l'oreillete gauche du cœur.

On conçoit donc maintenant & aisément les routes de la circulation. On
voit manifestement, par la description
que nous venons de donner des vaisseaux , que le sang qui est contenu
dans le ventricule gauche est porté dans
toutes les parties supérieures & inférieures , par le ministere de l'aorte ,
& qu'il est rapporté dans l'oreillete

droite par le moyen des veines : que cette oreilete s'en décharge dans le ventricule droit du cœur, qui le pousse dans le poulmon à l'aide de l'artere pulmonaire, & que le poulmon le renvoie dans l'oreillete gauche du cœur, qui le porte dans le ventricule correspondant, pour lui faire subir de nouveau la même circulation.

134. Pour rendre sensible à l'œil la circulation du sang, & examiner autant qu'il est possible ce fluide qui porte la nourriture à toutes les parties du corps, il faut attacher une grenouille sur une espece de croix de métal : lui ouvrir ensuite longitudinalement le côté, & placer cet appareil sur une lame de glace, sur laquelle on étendra le mesentere de cet animal, qu'on aura soin de tirer avec précaution pour ne blesser aucune partie, ce qui occasionneroit une hémorrhagie, qui nuiroit à l'observation : on contiendra ce mésentere en situation par le moyen de plu-

sieurs petits crochets enchassés dans des plaques de plomb, pour leur donner assez de poids, pour s'opposer aux mouvemens convulsifs de l'animal, qui dérangeroient la situation des parties : on disposera enfin ce mésentere épanoui sous la lentille d'un microscope, & si cet objet est bien éclairé, & que le mésentere soit bien disposé, on appercevra des ruisseaux de sang qui circuleront avec une extrême vîtesse dans les vaisseaux qui répondront à l'ouverture de la lentille.

135. Les routes de la circulation que nous venons de décrire (133), sont celles que le sang suit constamment, depuis la naissance de l'homme, jusqu'au dernier moment de sa vie; mais elles ne sont pas exactement les mêmes dans le fœtus tandis qu'il est renfermé dans le sein de sa mere. Les vésicules de son poulmon ne sont point encore dilatées, puisqu'il ne jouit point alors de la faculté de respirer. Les

vaisseaux qui se ramifient sur ces vésicules, sont encore affaissés & repliés les
uns sur les autres, de sorte que le sang
éprouve trop de difficulté à passer par
ce viscere. Quelles sont donc alors les
routes de la circulation?

Le fœtus reçoit de sa mere, par le
moyen de la *veine ombilicale*, le sang
qui le nourrit; ce sang parvient à la
veine cave ascendante par sa communication avec la veine porte, il continue ensuite sa route vers le cœur; mais
au-lieu de se mêler avec le sang de la
veine cave descendante, comme il arrive dans l'adulte, pour passer de-là
dans l'oreillette droite, il passe par une
ouverture située au dessous de cette
petite éminence que nous avons indiquée en parlant de la réunion des deux
caves (127); cette ouverture est celle
que nous avons fait observer sous le
nom de *trou ovale* ou de *trou* (102)
botall : à l'aide de cette ouverture, le
sang qui vient de la veine cave ascen-

dante paſſe par l'oreillette gauche du cœur, pour ſe porter dans le ventricule de même nom, qui le pouſſe enſuite dans l'aorte. Le ſang qui revient des extrémités ſupérieures par la veine cave deſcendante, ſuit la route ordinaire & parvient au ventricule droit, qui le pouſſe dans l'artere pulmonaire; mais cette artere, comme nous l'avons fait remarquer (107), ſe diviſe en trois branches, deux deſquelles vont au poulmon, tandis que la troiſieme, que nous avons nommée *canal artériel*, établit une communication entre l'artere pulmonaire & l'aorte. Le ſang du ventricule droit paſſe donc directement dans l'autre, par l'intermede du canal artériel.

Telle eſt l'ancienne opinion ſur la circulation du ſang dans le fœtus; opinion ſuivie depuis *Harvei*, par les plus célebres Phyſiologiſtes (a), ce qui nous

____

(a) Lower, Tauvry, Deidier, Ferrein, &c.

dispense de parler ici du changement
que M. *Mery* avoit voulu introduire
dans la maniere d'expliquer la circulation du sang dans le fœtus, & qui a
occasionné une dispute qui ne paroît
pas encore bien terminée. On peut
voir dans les Mémoires de l'Académie
des Sciences de Paris, ce que préten-
doit M. *Mery*, & les l'observations
que MM. *Tauvry* & *Littre* ont faites à
ce sujet.

Dès que le fœtus est venu à terme,
& que sorti du sein de sa mere, il a
respiré, les vaisseaux du poulmon sont
alors dilatés : le sang qui vient du ventricule droit trouve un passage plus libre à travers les poulmons, que par le
canal artériel ; il continue donc sa route en grande partie, par les deux branches qui vont aux poulmons : l'expiration qui suit, dit M. *Senac* (a), presse
les vaisseaux, & en exprime les liqueurs

______

(a) Anat. d'Heister. T. I. p. 527.

dans l'oreillete gauche ; le sang qui gonfle cette oreillette, pousse contre le trou ovale une valvule qui s'y trouve : cette valvule se hausse un peu, & se colle même au-dessus de la circonférence du trou, & la circulation se fait alors de la maniere que nous l'avons indiqué ci-dessus (133).

136. Il arrive cependant quelquefois, mais ce fait est rare, que cette ouverture ne se ferme pas exactement, ou que la valvule qui la ferme, ne se colle pas parfaitement contre cette ouverture. *Dupiney*, *Riolan* (a) & *Bartholin*, en citent différens exemples. *Dionis* attribue à cette configuration, l'impossibilité où l'on se trouve quelquefois d'étrangler certains malfaiteurs. Le sang, dit-il, passe alors d'un ventricule à l'autre ; & sa circulation n'étant point interrompue, quelque serrée que soit la gorge, l'homme vit mal-

---

(a) Riolan antopograph.

gré les efforts qu'on fait pour le faire
mourir. Le célebre *Diemmerbrok* est
encore de cet avis, quoiqu'il assure
qu'entre dix mille cœurs d'adultes, on
n'en trouve peut être pas un seul qui
jouisse de cette conformation ; mais il
suffit qu'on l'ait observée quelquefois,
pour qu'on puisse la regarder comme
certaine, & c'est à cette cause qu'on
attribue l'avantage qu'ont certaines
personnes de demeurer long-tems sous
l'eau, sans se noyer. *Herodote* nous parle
d'un nommé *Scyllias* qui faisoit aisément deux lieues sous mer (*a*). *Didion*
surnommé *le Rousseau*, jouissoit du
même avantage : il poursuivoit les pois-
sons entre deux eaux. Il se noya cependant dans la Meuse, & le Chirurgien
qui l'ouvrit, découvrit dans la cloison
des deux oreillettes, *une ouverture transf-
verse, & négligemment valvulée* (*b*). Le

***

(*a*) Pierquin dissert. 29. p. 435.
(*b*) Pierquin, ibid. p. 437.

P. *Kirker* (*a*) , *Pontanus*, & *Alexander ab Alexandro* , font mention d'un autre homme qu'on appelloit *le poiſſon Colas* qui demeuroit quelquefois quatre ou cinq jours ſous l'eau , où il vivoit de poiſſons cruds. *Fançois de la Vega* agé de quinze ans , diſparut en 1674 en ſe baignant avec quelques-uns de ſes camarades. On ne le revit qu'en 1679. Il vécut pendant tout ce tems ſous l'eau (*b*).

137. On attribue communément à *Harvée* , la découverte de la circulation du ſang que nous venons de décrire. On ne peut cependant ſe refuſer à croire que pluſieurs Auteurs l'avoient ſoupçonnée avant lui, & en avoient une certaine idée: le célebre *Hyppocrate* l'annonce en pluſieurs endroits de ſes Ouvrages (*c*) : mais il faut convenir qu'il

(*a*) Kirker mund. ſubterr.

(*b*) Dulac Mélang. d'Hiſt. Nat. T. V. p. 1.

(*c*) Lib. 4. de dieta acut. lib. de alim. lib. de carnibus. lib. de morbo. reg.

n'en avoit qu'une idée bien imparfaite, & qu'elle renfermoit beaucoup de contradictions (a). *Cremonius* foupçonnoit auſſi cette fonction (b) ; il avoit tiré cette idée d'un ouvrage du grand *Ariſtote* (c). *Platon* la foupçonnoit égalelement (d). *Gallien* nous la laiſſe entrevoir dans pluſieurs de ſes ouvrages ; mais ce ne fut que dans le ſeizieme ſiecle que *Servet* établit les premiers fondemens de cette fonction (e). *Columbus* la développa enſuite davantage. *Ceſalpin* enchérit ſur les idées qu'on s'en étoit formées juſqu'alors ; mais il faut convenir que *Harvey* la mit dans ſon jour , & c'eſt , à ce que je penſe , la raiſon qui détermina les Phyſiolo-

---

(a) Senac trait. de la ſtruct. du cœur. T. II. p. 3.

(b) Cremonius lib. de principatu membrorum.

(c) Ariſt. lib. de juventute.

(d) Plato in Timæo.

(e) Servet. lib. 5. de Spiritu Sancto.

gistes à lui attribuer l'honneur de cette découverte.

Du Sang.

138. La circulation du sang étant bien constatée, il se présente naturellement à l'esprit plusieurs questions à résoudre ; savoir, 1°. quelle est la nature du sang qui circule dans l'habitude de notre corps ? 2°. Quelle est la quantité de ce fluide ? 3°. Avec quelle vîtesse circule-t-il ? Questions très difficiles à résoudre, & sur lesquelles nous ne pouvons que rapporter les conjectures de plusieurs grands hommes qui ont tâché de les résoudre avant nous.

139. Les Anciens pensoient que le sang étoit composé de quatre humeurs ; savoir, *du sang proprement dit*, *de la bile alimentaire*, de la *pituite* & de la *mélancolie* (a). *Terrheyen* réfuta autrefois cette opinion qui subsista néan-

____

(a) Duncan, Histoire de l'animal.

moins encore pendant long-tems, malgré sa bizarrerie. *B oyle* nous apprend
que 24 onc. de ce fluide soumis à l'analyse chimique, donnent 14 onc. d'esprit volatil, & que le *caput mortuum*
ne va qu'à deux dragmes (a). Cette légere analyse du sang ne suffisoit point
pour terminer les disputes qui reg-
noient depuis long-tems dans l'école,
sur la nature de ce fluide. Aussi les
Chimistes furent-ils encore long-tems
partagés sur la nature des sels qu'on en
retire. Les uns vouloient que ces sels
fussent acides ; les autres prétendoient
qu'ils étoient alkalis. *Barchusen* crut
terminer cette dispute en donnant à
ce sel le nom de *sel salt*, *sal muriati-*
cum (b).

Sans embrasser ici aucune de ces opinions, nous ne pouvons révoquer en
doute l'analogie qui se trouve entre le

(a) Boyle, Hist. Sang. p. 18.
(b) Barchusen pyrosoph. p. 16.

sang & sa sérosité (*a*) , qui devroit être
impregnée de son acide , si tant est que
le sel qu'on y découvre soit véritablement acide : or , l'expérience nous
apprend que cette sérosité gardée pendant 25 jours , ne s'aigrit point (*b*) , &
ce fut même cette expérience bien constatée , qui détermina plusieurs Physiologistes à nier qu'il y eût dans le sang
un sel acide ( ). L'expérience , au rapport de plusieurs , semble également
contraire à l'existence des sels alkalis ;
car ces sortes de sels seroient volatils, ou
fixes , ou lixiviels. Or , suivant les opérations de *Boyle* , disent-ils ( ) , il n'y
a point en général d'alkalis naturels :
ils sont tous les productions d'un feu
violent. Quant aux sels lixiviels ils ne

(*a*) Guilemmini de sanguine.

(*b*) Boyle , Hist. Sang. p. 25.

(*c*) Freind emmenal. Pitcarnn. Dissert. Cockburn. oecon 36. Barchusen pyroso. p. 358.

(*d*) Boyle , Hist. Sang. p. 18, 33.

font guere, suivant M. *Homberg* (*a*); que les restes des sels acides qui étoient dans les mixtes.

Comme cette discussion nous conduiroit au-delà des bornes que nous sommes obligés de nous prescrire, nous n'examinerons point en particulier ces différentes opinions. Nous nous contenterons seulement d'exposer ici ce que des expériences faites avec soin, nous offrent de plus certain sur la nature du sag.

Si on expose (*b*) du sang frais tiré, & qui n'est point pourri, à un léger degré de feu; il distille une grande quatité d'eau, qui fait même plus des $\frac{5}{6}$ de la masse totale. Cette eau presque insipide est néanmoins empreinte d'une huile fétide. Si on pousse le degré de feu, il monte des liqueurs alkalines de dif-

---

(*a*) Homberg, Essais de Chymie.

(*b*) Dict. rais. d'anat. & de Phys. T. II. p. 382.

férentes efpeces, dont la premiere
eft fétide, âcre, rouffe, & qu'on connoît fous le nom *d'efprit du fang* : elle
contient un fel volatil diffous dans
l'eau ; elle fait $\frac{1}{12}$ de la maffe de fang
qu'on diftille.

Il s'éleve, avant & pendant que l'huile monte, un fel volatil fec qui s'attache par floccons branchus au col du
balon ; mais ce fel ne s'éleve qu'en
très-petite quantité. Il ne fait pas $\frac{1}{30}$ de
la maffe totale. Après cela, on voit
l'huile du fang qui s'éleve, qui n'eft
guere plus abondante que le fel dont
nous venons de parler. Elle s'éleve plus
lentement, & elle devient de plus-en
plus pefante. Elle paroît d'abord d'une
couleur jaune ; elle devient enfuite
noire ; elle devient auffi tenace que
de la poix, & elle eft âcre & inflam-
mable.

On trouve au fond du vaiffeau
du charbon qui eft poreux, inflam-
mable, qui détonne dans l'inflam-

mation, qui laisse une cendre, dont on tire, après l'avoir lavée, filtrée & fait évaporer, un sel composé de sel marin & d'alkali fixe; & il reste sur le filtre un peu de terre insipide. Ce sel fait à peine $\frac{1}{8}$ de la masse totale; sa partie alkaline ne fait que $\frac{1}{4}$ de la partie saline.

On tire de ce sel, au moyen du feu le plus violent, quelque chose d'acide, qu'on peut rapporter en partie au sel marin, tel que l'acide qu'on trouve dans l'esprit de sang. Il a aussi quelques rapports avec les alimens tirés des végétaux, dont le caractere n'est pas encore totalement détruit. La terre, qui reste sur le filtre, ne va qu'à $\frac{1}{150}$ de la masse totale ou environ. Elle est chargée de quelques particules que l'aimant attire. Le *serum* distillé donne les mêmes principes que tout le sang. Il fournit cependant moins d'huile & beaucoup plus d'eau.

140. Nous distinguerons le sang en deux especes, quoiqu'à proprement parler, ce soit le même fluide, qui acquert des qualités différentes, suivant les circonstances qui influent sur la constitution. Nous le distinguerons donc en sang veineux & en sang artériel. Ce dernier est d'un rouge écarlate ; celui des veines est d'un rouge plus foncé. Plusieurs Physiologistes prétendent même que ces deux especes de sang different entr'eux, par les degrés de chaleur dont ils sont pourvus; & ils assurent que le sang doit être plus chaud dans les arteres que dans les veines. Cette question a été très long-temps en litige, & elle ne me paroît point encore terminée. On trouve quantité d'expériences qui paroissent nous faire voir une chaleur égale & uniforme dans tous les liquides qui circulent dans les vaisseaux du corps. On vient même de soutenir aux Ecoles de Médecine

une Thèse, qui affirme que cette chaleur uniforme doit nécessairement se trouver dans toutes les parties du corps humain (a). Quoique le célebre *Boerrhaave* semble admettre différens degrés de chaleur dans le sang veineux & dans le sang artériel, les observations qu'il y joint, laissent quelque chose de louche sur l'état de cette question. Arrêtons-nous un moment sur la digression de ce grand homme, & examinons ensuite les dernieres expériences faites à ce sujet.

Le sang, qui est dans les veines, dit *Boerrhaave* (b), est plus froid; il revient des parties qui sont plus éloignées du cœur & des parties extérieures qui sont froides; il est mêlé avec les humeurs qui sont entrées récemment dans le corps, & qui sont

(a) In omnibus corp. hum. viventis partib, calor æquabilis. Déc. 1766.

(b) Elem. de Chymie. T. II. p. 310.

ordinairement plus froides : il se trouve dans des vaisseaux foibles, larges,
lâches & sans action ; & c'est en
passant par de tels vaisseaux, qu'il
entre dans le ventricule droit du
cœur. Ainsi il n'y a point d'endroit
dans le corps, où par lui-même le
sang veineux doive être plus foid, que
dans ce ventricule ; mais comme ce
froid, dans le cœur, seroit trop grand,
& pourroit être préjudiciable à la vie,
le sang est un peu réchauffé dans sa
route, par la chaleur des arteres, qui
se communique à tout le corps, &
particuliérement aux veines contre
lesquelles elles sont appliquées ; ce
qui n'empêche cependant pas qu'il ne
soit beaucoup plus froid dans le ventricule droit du cœur, que dans les
arteres. Or ce sang, étant pressé &
poussé par la contraction du cœur & par
la force de la respiration, dans les canaux étroits, élastiques & robustes de
l'artere pulmonaire, doit nécessaire-

ment paſſer en même-temps dans les
poulmons, en auſſi grande quantité,
que dans tout le reſte du corps. Ainſi ce
même ſang ne ſouffrira nulle part plus
de frottement; & par-là même, ne
pourra être plus échauffé, que dans
les poulmons : mais cette extrême chaleur, qui, ſuivant cet habile Médecin, deviendroit nuiſible à l'homme,
eſt modérée par la fraîcheur de l'air
que nous inſpirons; & le rafraîchiſſe-
ment, ſuivant lui, eſt tel, que le ſang
n'eſt nulle part ſi refroidi, que dans les
poulmons On voit manifeſtement par
cet expoſé, que l'obſervation de *Boer-*
rhaave, toute juſte qu'elle ſoit par
rapport à la chaleur que le ſang acquiert
en paſſant par le poulmon, & par
rapport au réfroidiſſement qu'il éprouve, ne décide pas la queſtion ; & qu'il
faut, outre cela, avoir recours à l'expérience pour juger ſainement de la
température du ſang veineux, & de
celle du ſang artériel. M. *David* en

vient de faire tout récemment de très exactes à cet égard. Voici comment il les rapporte dans un Mémoire qui a été couronné à l'Académie de Rouen (a). J'ai reçu, dit-il, dans des vaisseaux de verre égaux en grandeur & en surface, du sang de l'artere carotide d'un cheval & d'une des veines jugulaires : j'y ai tenu plongés deux thermometres égaux en tout & exactement comparés : ils se trouvoient ce jour-là à 6 dégrés au-dessus du terme de la glace. Le thermometre, plongé dans le sang veinal, est monté à 27 & 28 degrés ; & celui qui étoit dans le sang artériel, n'est monté qu'à 27 degres.

M. *David* conclut de cette expérience, que le sang artériel doit être même plus froid que le sang veinal, quoiqu'elle indique qu'ils avoient l'un & l'autre la même température ; &

____

(a) Dissert. sur le méchanis. & les usag. de la respirat. p. 98,

fa conclufion paroît établie fur un rai-
fonnement fort folide. L'expérience,
que nous venons de rapporter, fut
faite, comme il nous le fait obferver, en pleine campagne à huit heures
du matin, le 21 Octobre 1760, un
vent du Nord regnoit alors. Le fang,
dit-il, qui fortit de la veine, n'a rempli le vafe qui le recevoit, que dans
l'efpace de deux minutes. Le fang
de l'artere, au contraire, le remplit
en moins de 40 fecondes; & il remplit ce vafe, au point qu'il en contenoit une demi livre de plus, que
celui qui avoit reçu le fang de la veine.

Il eft conftant, continue le même
Obfervateur, que le fang veinal a
perdu beaucoup de fa chaleur, par la
raifon qu'il préfentoit à l'air une furface très multipliée, en tombant par
une petite colonne, & cela pendant
un efpace de temps affez long; au
lieu que le fang artériel n'a pas dû
perdre beaucoup de la fienne, puifqu'il

qu'il est sorti par une colonne beaucoup
plus grosse , & qu'il a été évacué en
très peu de tems. Quelque juste que
paroisse cette réflexion , elle ne peut
pas nous porter à croire , qu'il dût y
avoir une grande différence dans la
température du sang veinal & du sang
artériel. On sait que le passage d'un
fluide à travers une masse d'air plus
froide que lui , ne lui enleve qu'une
très petite portion de sa chaleur. On
peut consulter à cet égard , les expériences de *Ricmann* (a) ; & il peut bien
se faire , que cette différence que M.
David a remarquée , vienne de quelques autres circonstances qui auront
pû échapper à sa pénétration : car j'ai ré-
pété deux fois cette même expérience,
en présence de plusieurs personnes fort
intelligentes ; & nous ne nous sommes
point apperçus d'aucune différence

(a) Tract. de omento & de adip. ductib.
p. 42.

Tome I.   Q

affez marquée pour devoir y avoir
égard.

141. Quoi qu'il en foit néanmoins
de cette conteftation fur les différens
degrés de chaleur du fang artériel &
du fang veinal, on diftingue dans l'un
& dans l'autre, deux fortes de parties :
l'une rouge & globuleufe, & l'autre
lymphatique. Pour les obferver aifément, il faut attendre que l'animal
qui fert de fujet à cette expérience,
foit fur le point de mourir : la circulation étant alors très rallentie, on voit
diftinctement les globules rouges qui
nagent dans la férofité qui pa roî leur
former une efpece de véhicule. Quelques Phyfiologiftes ont admis une troifieme partie dans la compofition du
fang, qu'ils ont appellée *fibreufe* ; mais
ces fibres ne fe diftinguent point dans
le fang qui eft encore dans les routes
de la circulation. On ne les obferve que
dans le fang extravafé. Ce font ces coue-
nes fibreufes qu'on remarque fur le

fang des pleurétiques, ou ces drapeaux
filandreux qu'on voit nager fur la furface de l'eau dans laquelle on a fait
une faignée de pied ; d'où il paroît plus
probable que ces fortes de fibres ne
font point partie du fang qui circule,
& qu'elles n'appartiennent que par
accident à ce liquide. A la vérité, la
partie lymphatique du fang contient
des parties gélatineufes vifqueufes,
mais qui ne contractent point d'adhé-
rence entr'elles, tant qu'elles font dans
les routes de la circulation.

Il n'y a donc, à proprement parler,
que deux efpeces de parties dans le
fang ; favoir, comme nous venons de
le dire, les globules rouges & la férofité. *Malpighi* fut le premier qui diftin-
gua ces parties ; mais il prit ces globules pour des globules de graiffe (*a*) ; &
on peut dire, à jufte titre, que c'eft
au célebre *Lewenhoek* qu'il faut attri-

____

(*a*) Comment. Petropoli. novi. T. I. p. 171.

buer cette belle découverte , puisqu'il
fut le premier qui les distingua parfaitement dans le sang (*a*). M. *Eller*
ayant comparé la pesanteur spécifique
de ces deux espèces de parties , trouva
que la portion rouge excédoit de $\frac{1}{11}$ la
pesanteur spécifique de l'eau , & que la
sérosité n'excédoit celle du même liquide , que de $\frac{1}{38}$ (*b*).

142. Le célebre Naturaliste *Lewenhoek* examinant avec attention les globules rouges du sang , trouva qu'un
seul globule rouge étoit vingt-cinq
mille fois plus petit qu'un grain de
sable (*c*). Le D. *Jurin* les évalue aussi
à cette proportion (*d*). M. *Halles* les
regarde comme $\frac{1}{3140}$ de pouc. (*e*). Le
D. *de Haller* dit que ces globules com-

(*a*) Receuil d'exp. & d'obser. sur le combat
qui résulte du mélange des corps. p. 232.

(*b*) Eller. Mém. de l'Acad. de Berlin.

(*c*) Transf. phil. n. 102.

(*d*) Dissert. Phys. Math. p. 45.

(*e*) Hæmastastique p. 56.

parés à une plume de papillon , & vus
au microscope solaire , paroissent un
million de fois plus petits. Le célebre
Eller (a) voulant vérifier toutes les observations qu'on avoit faites avant lui ,
se servit d'un autre terme de compa-
raison : il roula sur un morceau de fil
de fer bien calibré , un fil d'argent très
mince ; de façon que 490 tours de ce
fil , n'occupoient sur le cylindre , que
l'espace d'un pouce , mesure du rhin.
L'épaisseur de ce fil n'étoit donc que
$\frac{1}{490}$ de pouc. il plaça ensuite entre
deux tales , quelques petites parties
de ce fil ; il plaça aussi une petite gut-
tule de sang récemment tiré , & il observa que la grosseur de ce fil couvroit
quatre globules de sang qui étoient
placés en ligne droite (b) : le diametre
de chacun de ces globules n'étoit donc
que $\frac{1}{1960}$ de pouc. d'où il suit que le

____

(a) Mém. sur la circulation du sang. ch. 2.
(b) Mém. de l'Acad. de Berlin.

diametre de vingt de ces globules
égale, à peu de chofe près, celui d'un
des grains de fable qui avoient fervi
de terme de comparaifon aux obfervations de *Lewenhoek*. Or, comme le
remarque très bien *Baker*, les fpheres
étant entr'elles comme les cubes de
leurs diametres, un petit globule de
fang ne contient que $\frac{1}{8000}$ de la maffe
d'un de ces grains (a).

Les Phyfiologiftes ne font point
d'accord entr'eux fur la figure de ces
globules. *Lewenhoek* (b), *Muys* (c)
prétendent qu'ils font ovales & applatis dans les poiffons. *Miles* (d) & *Senac*, les regardent comme lenticulai-
res. *Baker* (e) les compare à des grains
de poivre. Il faut convenir qu'on ne

(a) Le microfcope à la portée de tout le
monde.

(b) Exper. & contemp. T. II. p. 73.

(c) Fabric. Mufcl. p. 300.

(d) Tranf. phil. no. 460.

(e) Tranf. philof. no. 458.

peut compter sur de pareilles observations : car la rapidité avec laquelle ces
globules paſſent ſous les yeux de ceux
qui les obſervent, doit empêcher de
diſtinguer parfaitement leur figure.

143. *Lewenhoek* pouſſa encore plus
loin ſes recherches ſur les globules rouges du ſang. Il voulut découvrir leur
compoſition : les expériences qu'il fit
à cet égard (a), lui apprirent que chaque globule étoit compoſé de l'aſſem-
blage de ſix autres globules, & que
ces derniers étoient eux-mêmes le ré-
ſultat de ſix autres plus petits, & ſans
couleur.

Les globules étant compoſés de pluſieurs, ſont ſuſceptibles d'être diviſés,
& peuvent conſéquemment ſubir différens degrés d'atténuation. Par la même raiſon ils peuvent quelquefois être
compoſés d'un plus grand nombre de
globules, que celui qui eſt néceſſaire

––––––––––––––––––––––––––––

(a) Arcan. nat. T. IV. p. 12.

pour leur parfaite conſtitution : enfin ils peuvent devenir tantôt plus fermes, tantôt plus mous & plus flexibles, ſelon les différentes cauſes qui concourent à l'union plus ou moins intime de leurs parties conſtituantes. Or toutes ces varietés auxquelles ils ſont expoſés, doivent néceſſairement influer ſur la conſtitution actuelle du corps humain, & conſéquemment devenir favorables ou nuiſibles à l'économie animale.

On ne peut diſconvenir que les globules du ſang ne ſoient ſuſceptibles d'être extraordinairement atténués. La pulſation des arteres à laquelle ils ſont continuellement expoſés ; la longueur du chemin qu'ils ſont obligés de parcourir, avant que d'arriver au terme de leur circulation, ſont deux cauſes extrêmement efficaces pour produire cet effet. Nous parlerons dans un moment de la premiere ; & ſi on veut ſe former une juſte idée de la ſeconde, il ne

s'agit que de consulter le calcul de
Bellini (*a*).

Tout le monde conçoit aisément, que
le sang n'arrive au terme de sa destination, que lorsqu'il est parvenu aux
extrémités des capillaires qu'il est
obligé de parcourir. Or, la longueur de
ces vaisseaux est immense ; car suivant
le célebre Anatomiste que nous venons
de citer, chaque peloton de vaisseaux,
si on peut s'exprimer ainsi, qui par leurs
circonvolutions, forment ce qu'on appelle une glande, dont les dimensions
seroient d'un pouce de longueur sur un
demi pouce de largeur, comprendroit
600 pieds de vaisseaux s'ils étoient
développés ; & calculant d'après cette
observation, on trouve que la longueur
des capillaires que le sang est obligé de
parcourir, égale seize mille fois la longueur du corps de l'homme. Cela posé
si on considere que ces vaisseaux, eû

____

(*a*) Bellini de mot, bilis. p. 155.

O v

égard à leur reſſort, ſont toujours rem‑
plis, & que la maſſe du ſang, dont
nous parlerons plus bas, n'excede pas le
poids de 25 livres dans le corps d'un
adulte; on jugera aiſément que ce li‑
quide doit être extrêmement diviſé,
atténué, pour fournir à cette opération.
Bien plus, le ſang ne parcourt pas les
vaiſſeaux auſſi aiſément qu'il parcour‑
roit l'étendue d'un canal cylindrique
développé ſelon ſa longueur; mais com‑
me le remarque très bien *Bergerus* (a),
ils les parcourt à travers un million
d'angles, d'arcs & de courbures qu'ils
forment : or ce fluide étant pouſſé avec
force, doit néceſſairement ſe briſer à
la rencontre de toutes ces inégalités, &
outre cela, ce fluide rempliſſant exac‑
tement ces vaiſſeaux, peut être conſi‑
déré comme un ſolide, qui doit néceſ‑
ſairement ſe plier partout où ces ca‑
naux ſe courbent ; & comme cet effet

____

(a) Bergerus de nat. hum. p. 110.

a lieu à chaque inftant de fa circulation,
il doit fe courber à chaque inftant,
s'ammollir, s'aſſouplir & s'allonger. Il
paroît même que cette atténuation continuelle à laquelle le ſang eſt expoſé,
eſt d'un très grand avantage pour l'économie animale ; car *Lewenhoek* (a) rapporte, qu'étant dans un état de maladie qui dura pendant trois ſemai-
nes , & examinant les globules de
ſon ſang , il trouva qu'ils étoient plus
fermes & plus durs, que lorſqu'il les
examina enſuite , après avoir recou-
vert la ſanté. Cet habile Naturaliſte
ſoupçonne même , d'après cette obſervation, que certaines maladies & la
mort même pourroient être cauſées
par la dureté de ces globules ; car
ſuivant lui, ils doivent être très mous
dans l'état de ſanté, & très flexibles,
puiſqu'ils paſſent par des vaiſſeaux

(a) Recueil d'obſer. & d'exper. ſur le combat qui réſulte du mélange des corps. p. 244.

O vj

extrêmement fins & délicats ; mais ce n'est qu'une hypothese qui me paroît plus ingénieuse que solide.

Ce qu'il y a de constant, c'est qu'on ne peut se refuser à croire que le sang ne soit susceptible d'une très grande atténuation, qui doit nécessairement faire varier la figure de ces globules, & c'est un sentiment reçu par quantité d'habiles Physiologistes (a).

144. La couleur rouge du sang a occupé, pendant long-temps, les recherches des Physiciens. Pour expliquer ce phénomene, *Duncan* (b) considere la masse composée de sang & de chyle que le ventricule droit pousse dans les poumons. Il observe que cette masse s'y mêle avec l'air chargé d'un

____

(a) Senac trait. du cœur. l. 2. p. 657. Vanswienten. comm. in aphorif. Boerrhaave T. I. p. 145. Horch. miscell. Berolin. T. VI. p. 115. Miles transf. philof. n. 460.

(b) Duncan Hist. de l'animal. p. 55.

esprit qui rehausse sa couleur par l'exal-
tation des soufres ; & c'est pourquoi ,,
dit-il, le sang de la veine pulmonaire
est plus vif & plus pourpré que celui
de l'artere, & celui qui sort du ventricule gauche, plus rouge que celui
qui part du ventricule droit : quand
on renverse, continue-t-il, une palette
de sang, celui qui paroissoit noir au
fond, reprend un beau rouge dès qu'il
est exposé à l'air; & dans la machine du
vuide, il devient d'un brun tirant sur
le noir, quand l'air est pompé, au
lieu qu'il recouvre sa couleur naturelle, quand on laisse rentrer l'air dans
la machine. Il paroît donc, suivant
cette observation, que l'air doit être
considéré comme le véhicule d'un
esprit, qui produit la couleur rouge
par son mélange avec le sang. Mais
quelle est la nature de cet esprit ?
C'est surquoi les Physiciens ne sont
point d'accord.

Lewenhoek est à peu près de ce senti-

ment, & il attribue au mouvement de
l'air qui se meut librement autour des
globules, la couleur rouge sous laquelle
ils se présentent à nos recherches (a).
Cet habile Naturaliste observe que
les globules du sang s'affaissent vers
le fond du vaisseau dans lequel on les
reçoit; qu'ils s'unissent entr'eux, &
qu'ils changent de couleur; que celui
de la surface devient d'un rouge foncé,
ou d'une couleur noirâtre; & que la
couleur, qui se détruit dans ceux qui
tombent vers le fond du vaisseau, ne
vient que de ce que l'air ne se meut
plus autour de ces globules, avec la
même liberté qu'auparavant.

M. Senac (b) attribue cette couleur
à la composition des globules & à la
maniere selon laquelle leurs parties
sont disposées entr'elles; car, si on les

(a) Recueil d'exp. & d'obser. sur le mélange, &c. p. 227.

(b) Deister anat. T. II. p. 354.

décompose, & qu'on en sépare les parties, ils reprennent leur blancheur. Ce sentiment me paroît le plus probable ; il est, outre cela, conforme à ce que l'expérience nous apprend sur les différentes couleurs sous lesquelles les liquides se présentent à nos recherches, ainsi que je l'ai démontré dans mes Leçons de Physique (a).

Le D. *Haller* (b) assure avoir vu dans les plus petits vaisseaux, des globules solitaires, très rouges, se suivre à la file ; tandis que la masse, qui résultoit des grands nombres de ces globules, dans de gros vaisseaux, paroissoit jaune & même pâle : mais comment pouvoir assurer que ces globules que le D. *Haller* regardoit comme solitaires, le fussent véritablement ? Et d'ailleurs, quoique la couleur rouge soit due à la com-

____

(a) Leçons de Physique expérim. T. II. p. 365.

(b) Mém. sur la circul. du sang. p. 17.

poſition de pluſieurs de ces globules ,
peut-on dire qu'il ne puiſſe point ſe
trouver quelque compoſition particuliere de ces mêmes globules qui donne
du jaune? Puiſque les couleurs , qui
affectent notre vue dans les objets co-
lorés , ne dépendent que de la diſpoſition de leurs parties.

145. Quoique les obſervations de
Lewenhoek (*a*) ſemblent démontrer que
les globules ſanguins jouiſſent naturellement de deux mouvemens ; l'un
par lequel ils ſe meuvent de la même
maniere que l'air , par ſecouſſes & pêle-
mêle ; & l'autre en vertu duquel chaque globule tourne ſur ſon axe , ce qui
ne favoriſe pas peu l'opinion de *Berge-*
rus ( ) , de *Bonk* (*c*) & de pluſieurs autres qui admettent un mouvement de
fermentation dans ce fluide ; il paroît

(*a*) Recueil d'exper. & d'obſer. ſur le combat , &c. p. 240.

(*b*) Bergerus de nat. human. p. 12,

(*c*) Bonk. circul. p. 57.

plus naturel de croire que le sang ne
jouit d'aucun mouvement, que de
celui qu'il emprunte de la force contractile des vaisseaux, qui le pousse,
& qui le fait circuler dans toute l'habitude du corps. Aussi *Stalh* (a) a-t-il
démontré que le sang n'étoit susceptible d'aucune espece de fermentation ;
car, comme l'observe très bien *Guilemmini*, la fermentation ne peut
avoir lieu, que dans les endroits où
l'air est libre (b). Et le célebre *Lister* (c),
ainsi que quantité d'autres célebres
Physiologistes, prétendent que, bien
loin que les molécules de ce fluide
jouissent d'un mouvement actuel, ils
ont au contraire une tendance naturelle à s'unir entr'elles & à former un
solide ; puisque, dès que le sang est
épanché & que rien ne le presse, il se

(a) De sang. méchanis.

(b) De sang. p. 85.

(c) Lister de humoribus.

fige & se coagule aussi-tôt. On ne doit
donc admettre dans le sang aucun autre mouvement, que celui de circulation; mais d'où dépend ce mouvement? C'est ce que nous allons examiner en peu de mots.

146. Les Anciens faisoient dépendre le mouvement de circulation que
nous observons dans le sang, d'une
agitation secrette & intestine, à laquelle ils attribuoient, pour cela, une
force suffisante ; mais , outre que
cette opinion se trouve réfutée par
ce que nous venons de dire (145),
Cockburne (*a*) a démontré que cette
force dépendante de la fluidité de ce
liquide, comparée à celle du cœur,
n'étoit que dans le rapport de 1 à
1000.

On ne peut donc raisonnablement
chercher la force qui détermine la
circulation du sang , que dans les

____

(*a*) Cockburn. œconom. 39.

organes qui contiennent ce fluide : ces organes font le cœur & les vaisseaux ; mais comment apprécier la force avec laquelle ils poussent ce fluide ? C'est ce qu'on ne peut déterminer avec précision.

147. La force du cœur, remarque *Senac* (*a*), n'est pas constante ; elle varie en plus & en moins : elle est quelquefois très considérable ; elle devient d'autrefois très petite. Il faudroit donc d'abord déterminer ce *maximum* & ce *minimum* ; ce qui ne paroît pas possible. On ne parvient pas plus aisément à trouver un terme moyen entre les deux dont nous venons de parler. Tous les efforts, que les plus habiles Physiciens ont faits jusqu'à présent, ne paroissent point satisfaire à cette question. On ne peut néanmoins disconvenir de l'existence de

______

(*a*) Trait. de la structure du cœur. T. I. p. 459.

cette force ; elle est reconnue par les plus célebres Physiologistes (a) ; elle est souvent très considérable. La vitesse avec laquelle le sang s'élance par une ouverture faite à une artere, est une preuve convaincante de la force qui le pousse.

De Moor (b) dit que l'artere crurale d'un chien étant ouverte, il en sort, comme un torrent, quatre livres de sang en moins de huit minutes. *Borelli* (c) estime la force du cœur à 3000 liv. dans chaque pulsation ; & joignant à cette force celle des arteres, il fait monter la force totale, qui pousse le sang, à 135000 livres ; il suppose que la masse totale de ce fluide n'est que de 25 livres. C'est donc une

---

(a) Bellini opus. Baglivi. Santorini de fibrar. Strom. mech. Boerrhaave instit. Stalh. dissert. de sang. mech. & de sang. mot. tonico, &c.

(b) De Moor. cogit. p. 50.

(c) Borelli de motu animal.

force $=$ 135000 livres employée à faire mouvoir dans les routes de la circulation 25 livres de liqueur, en forçant les réfiſtances que ce fluide rencontre ſur ſon paſſage; réfiſtances occaſionnées par la longueur, les replis, les courbures, les retréciſſemens des vaiſſeaux. Ainſi la force, que ces 25 livres de fluide oppoſent à la puiſſance dont l'intenſité $=$ 135000 livres, n'eſt donc qu'à $\frac{1}{5400}$ de cette derniere ; mais ce calcul, haſardé & fondé ſur un échaffaudage de Géométrie, ne trouve plus de Partiſans.

Keill (a) fit autrefois d'inutiles efforts pour réſoudre cette même queſtion, il s'y prit de deux manieres. Dans la premiere, il part d'un principe qui n'eſt aucunement reconnu; ſavoir, que le ſang eſt animé d'une vîteſſe propre à lui faire parcourir 78 pieds dans une minute. La ſeconde eſt fondée ſur

____

(a) Keill tranſ. philoſoph.

ce théorême, *que la force, qui pousse l'eau par une ouverture faite à un vase qui est rempli de ce liquide, est égale à celle d'un corps qui tomberoit d'une hauteur double de celle de ce vase* (a). Mais cette proposition générale, toute vraie qu'on la suppose, ne peut point être appliquée au cas présent. Il n'en est point de tout fluide quelconque, comme de l'eau. La viscosité des parties, leur mutuelle attraction qui varie dans les uns & dans les autres, doit produire des variétés très remarquables dans leur écoulement. Cet habile Physicien néanmoins, partant d'après ce théorême qu'il regarde comme certain, recourt encore à une expérience défectueuse pour déterminer la vîtesse du sang; car elle suppose que cette vîtesse est la même dans toutes les arteres du corps; ce qui est manifestement faux. Il ouvrit l'artere ilia-

---

(a) Newton princip. phys. math.

que d'un chien ; l'ouverture lançoit
le sang dans une direction parallele à
l'horison, & il tomboit à 28 pouces
de distance de l'axe de la parabole,
qu'il décrivoit dans sa chute. L'abcisse,
qui lui répondoit, avoit alors 3 pieds
de hauteur.

Cette expérience donnoit donc l'ordonnée & l'abcisse de la parabole : il ne
s'agissoit donc plus que de trouver avec
quelle force le sang commençoit à décrire cette courbe. Or cette force de-
voit être égale à celle qu'il avoit ac-
quise en tombant verticalement de la
hauteur du quart du parametre ; par
conséquent, en trouvant le parametre,
on avoit la solution cherchée. Pour
abréger toute l'opération de *Keill*, &
en donner néanmoins une idée suffisante, il faut considérer que c'est une
propriété de la parabole, *que le quarré
de l'ordonnée à l'axe, est égal au rec-
tangle de l'abcisse correspondante par le
parametre.*

Soit donc p le parametre , x l'abs
cisse , y l'ordonné ; & on aura

$$px = yy$$

d'où l'on pourra tirer la proportion
continue suivante.

$$\div\ x.\ y.\ p.$$

& en substituant les valeurs connues ,
on aura

$$\div\ 28 : 36 : p.$$

le parametre p $=$ donc $\dfrac{36 \times 36}{28} =$
46 $+ \frac{2}{7}$ mais nous ne cherchons ici
que le quart du parametre ; nous au-
rons donc $\dfrac{46 + \frac{2}{7}}{4} = $ 11 $+ \frac{4}{7}$. Appli-
quant ici le principe sur lequel toute
cette théorie est appuyée , nous pouvons donc dire que le sang sort avec
une force qui doit être exprimée par la
longueur d'une colonne de sang de 23
pouces $\frac{1}{7}$, & qui auroit pour base , la
section de l'iliaque.

Le D. *Jurin, Morland, Halley , Mar-*
tine ,

cine, & plusieurs autres grands hommes ont tous échoué en traitant cette question : on trouve la réfutation de leurs erreurs dans le Traité du cœur de *Senac* (a) ; & ce n'est qu'après un mur examen de cette question & des erreurs qu'il réfute , que ce célebre Physiologiste nous persuade qu'on la doit regarder comme insoluble. Il expose ensuite les forces énormes que le cœur doit avoir pour vaincre les résistances qui s'opposent habituellement à la circulation du sang , & il démontre ensuite par des observations très exactes , que toutes ces résistances quoique multipliées par tant de forces contraires, sont néanmoins quelquefois surmontées par des cœurs, où il n'y a presqu'aucun principe d'action.

148. Si nous ne pouvons déterminer

____

(a) Traité de la struct. du cœur. T. I. p. 46, & suiv.

Tome I. P

exactement la force avec laquelle le
cœur pousse le sang dans les routes de
la circulation , nous ne pouvons disconvenir , ainsi que le pense très bien
le savant *de Haller* (a) , que la force du
cœur ne soit aidée par les efforts de la
gravité , par la chaleur , par l'air qui est
renfermé dans le corps même , & enfin
par la force attractive qui maîtrise toutes les petites portioncules de matiere.
Quelques Physiologistes ajoutent encore à l'action du cœur , la force contractile des vaisseaux ; mais on verra
par ce que nous dirons plus bas , ce en
quoi ils peuvent favoriser la circulation
du sang.

Cette force contractile qu'on remarque dans les arteres , dépend de leur
élasticité. *Stewart* nous apprend qu'a-
yant voulu connoître le degré de ressort d'une artere , il observa , après

---

(a) Mém. de l'Acad. de Gotting.

en avoir coupé une dans un chien ,
qu'elle se raccourci tde $\frac{3}{8}$ de sa longueur. M. *Senac* (a) ayant pris un morceau d'une artere humaine près des
iliaques , & qui avoit 21 lig. de longueur , observa qu'elle se réduisit à
13 lig. après avoir été coupée.

149. *Descartes* & ses Sectateurs ima-
ginent que le mouvement du sang qui
s'élance impétueusement des ventricules du cœur , est la cause de la contraction des arteres. Ils regardent les
deux ventricules du cœur , comme
deux creusets ardents , qui ont chacun
deux trous , par l'un desquels on ne
peut verser une liqueur spiritueuse telle
que le sang , qu'elle ne bouillonne
aussi-tôt , qu'elle ne se raréfie à proportion , & qu'elle ne s'élance par l'autre ;
de sorte que suivant eux, le sang poussé

____

(a) Traité de la struct. du cœur. T. I. L. 1.
p. 239.

à grands flots dans les deux arteres qui s'abouchent avec les ventricules , les enfle tout d'un coup.

Toute singuliere que paroisse cette idée , elle n'est pas dépourvue de vrai-semblance jusqu'à un certain point ; car , comme le remarque très bien le célebre *de Sauvages* (a), la dilatation des arteres est produite par l'onde du sang qui , sortant du cœur , se trouve avoir plus de vîtesse que celui qui la précé-doit , & qui l'a perdue par la résistance des petits vaisseaux. L'obstacle que ce-lui-ci fait à l'onde qui la suit , est cause que son cours direct s'arrête, & qu'une partie de sa pression se déployant laté-ralement contre les parois des vaisseaux les dilate & les éleve ; mais cette force venant à diminuer insensiblement par la vîtesse que le sang perd en circulant,

—————————————

(a) Notes sur l'hæmastasiq. de M. Halles p. 278.

la force élastique ramene les arteres à
leur premiere situation, & ils se contractent.

Ce sont ces deux mouvemens alter-
natifs des arteres, qu'on connoît sous
le nom de *pouls*, & dont le nombre de
pulsations varie suivant le tempéram-
ment, l'âge & l'état actuel du corps.
Le savant *de Haller* ayant fait beaucoup
de recherches sur cette matiere, dit (*a*)
qu'on compte soixante pulsations par
minutes dans un homme mélancho-
lique ; que dans un homme vif, on en
compte depuis soixante-six jusqu'à qua-
tre-vingts. Le repas augmente ordinairement le nombre, de dix, & même
quelquefois de douze pulsations. On
en compte ordinairement quatre-vingt-
dix dans le même tems dans les conva-
lescens qui relevent d'une grande maladie : on ne doit donc pas être surpris

______

(*a*) Mém. sur la circul. du sang. ch. 3. p. 36.

d'en compter jufqu'à 100 , & quelquefois 108 après le repas de ces fortes de
perfonnes , & quoique ce nombre indique ordinairemt un état de fievre , on
ne peut pas pour cela foupçonner fon
retour. Lorfque le tems du fommeil
approche , remarque encore M. *de*
Haller , le nombre des pulfations augmente , & c'eft à cette augmentation
qu'il attribue en partie les redouble-
mens qui furviennent le foir à ceux qui
ont la fievre. Car dix pulfations , dit-il,
ajoutés à 110 qu'on trouve ordinairement dans une fievre médiocre , font
120 pulfations par minutes , ce qui fait
un état de fievre qu'on ne pourroit foutenir long-tems.

150. Il fe préfente ici naturellement
deux queftions à réfoudre ; favoir ,
1°. fi les veines font dépourvues de
pouls ; 2°. & par quelle raifon elles en
font dépourvues.

On croit communément que les vei-

nes n'ont point de pulfations ; & on
regarde comme des phénomenes fingu-
liers, ces pulfations qu'on a quelquefois obfervées dans certaines veines.
Cependant le D. *de Haller* (a) penfe
qu'il eft très ordinaire aux groffes veines d'avoir des pulfations, fur-tout
dans les animaux qui ont le fang chaud.
M. *Wafttorff* (b), M. *Lamure* ( ), prétendent que les veines de la dure mere
ont naturellement un pouls. Ce mouvement, fuivant eux, répond aux mouvemens d'infpiration & d'expiration.
Ces veines, à ce qu'ils prétendent, fe
contractent & fe vuident pendant l'infpiration, & elles fe dilatent, & fe
rempliffent pendant l'expiration. M.
de *Lamure* croit même que ce phénomene doit avoir lieu par rapport

---

(a) Mém. fur la circ. ch. 4. p. 68.

(b) Diff. qua exp. circa mot. cer. & cereb.
dur. mat. & ven. in vivis ani. inft. prop. 1753.

(c) Mém. de l'Acad. des Scienc. an. 1749.

P iv

aux veines jugulaires. Il en apporte
pour raifon, que dans ce tems la compreſſion de la poitrine fait refluer le
ſang de la veine cave dans les jugulaires. Ce phénomene que M. *de Lamure*
n'annonçoit qu'*à priori*, a été obſervé
& confirmé depuis par les expériences
du D. *de Haller*. Une ſeconde rai ſon
qui appuie ce ſentiment, c'eſt la fa-
cillité avec laquelle le ſang peut paſſer
dans les poulmons, pendant le tems de
l'inſpiration, & la difficulté qu'il éprouve pendant le tems de l'expiration. On
peut cependant dire en général, que les
veines ſont dépourvues de pulſations,
parcequ'elles ſont beaucoup moins élaſtiques que les arteres ; car, ſuivant les
obſervations du célebre *Senac* (a), un
morceau de veine qui correſpondoit à
la portion de l'aorte dont nous avons
fait mention (148), & qui avoit 24 lig.

(a) Trait. de la ſtruct. du cœur. T. I. pag.
239.

de longueur, ne se raccourcit que de
6 lig. par son amputation; mais cette
cause ne doit être regardée que comme
accessoire. Le D. *Buttini* nous en assigne
deux autres qui lui paroissent être les
principales (*a*), 1°. de ce que le sang
qui circule dans les veines caves n'é-
prouve pas plus de résistance du côté
du cœur, dans la sistole que dans la
diastole; parcequ'il trouve toujours à
se dégorger, à-peu-près aussi librement,
tantôt dans le ventricule droit, tantôt
dans son oreillete. 2°. Parce que le
sang qui coule dans les dernieres artérioles, y coule avec la même force dans
la diastole, & dans la sistole du cœur;
parceque la force qui le pousse alterna-
tivement dans ces deux cas, opere sur
lui le même effet dans les dernieres artérioles, ou ce qui revient au même,

----

(*a*) Lettre de Buttini à M. Bonet, 20 Juin
1760.

R v

comme le remarque très bien le D.
Buttini, la sistole du cœur & celle des
arteres impriment la même force au
sang dans les dernieres artérioles ;
1°. parceque les arteres sont très élastiques ; 2°. parceque le sang éprouve
une très grande résistance à passer dans
les dernieres artérioles, comme il est
démontré par les expériences de *Haller* (a). Le cœur agit donc avec une force
presqu'égale à la force totale sur les
parois des arteres, & comme elles
sont très élastiques, elles réagissent
avec une force semblable dans leur
contraction : or, comme cette derniere action est égale à la force que
le cœur exerce, elle imprime au sang
dans les dernieres artérioles, la même
force que lui imprimeroit la contraction du cœur, ce qui réduit le mouvement de ce fluide à l'uniformité.

______

(a) Haller hæmastatique.

On peut donc regarder comme certain que, si le mouvement du pouls se fait quelquefois observer dans différentes veines, on peut, dis-je, regarder ce mouvement comme particulier, & il ne doit point être compris dans le mouvement général de la circulation du sang dans les veines; & quoique ce mouvement se manifeste sensiblement dans certains troncs de veines, qui sont à la proximité du cœur, il n'en est pas moins certain en général que les veines n'ont point de pulsations.

151. Il nous resteroit encore à déterminer quelle est la quantité du sang qui circule, & avec quelle vîtesse il circule dans le corps de l'homme?

Si on jugeoit de la quantité du sang par les hémorrhagies qui sont survenues à quelques sujets, on pourroit dire avec quelques uns, que ce fluide feroit presque toute la masse du corps de

l'homme. En effet, *Braſſavolus* rapporte (*a*) qu'une femme rendit plus de
18 livres de ſang par le nez. *Marcell.*
Donatus (*b*) fait mention d'une ſem-
blable hémorrhagie, qui fournit 20
livres de ſang en deux jours & deux
nuits. *Luſitanus* (*c*) nous apprend qu'un
homme, attaqué d'une fievre quarte,
rendit en cinq jours 20 livres de ſang,
par la narine gauche. Le même (*d*)
connut un jeune homme qui rendit
40 livres de ſang, pendant un voyage,
qu'il fit, & pendant l'eſpace de ſix jours
qu'il demeura au logis. Mais toutes
ces obſervations, & quantité d'autres
qu'on pourroit rapporter ici, ne peuvent point nous aider à réſoudre la
queſtion dont il s'agit.

(*a*) Comm. in aphoris. 23. l. 5.

(*b*) Lib. de variolis & morbil. c. 25.

(*c*) Curat. 100. cent. 2.

(*d*) Idem curat. 60. cent. 7.

Les hémorrhagies dont il est ici mention, n'ont fourni la quantité de sang indiquée, que dans l'espace de plusieurs jours, pendant lesquels il s'est nécessairement formé de nouveau sang ; & quand bien même il n'en seroit point survenu de nouveau, on ne peut pas dire pour cela que tout le sang se seroit écoulé par ces hémorrhagies, ainsi que *Keill* l'a très bien démontré (*a*). On ne peut donc rien conclure de certain sur la quantité du sang, d'après de semblables observations : il faut donc nécessairement avoir recours à un autre moyen pour décider cette question. Or tous ceux qu'on a imaginés jusqu'à présent, emportent avec eux des difficultés insolubles. *De Moor* (*b*) est celui dont le sentiment trouve un plus grand nombre de Partisans : il évalue

---

(*a*) Keill. tentam.

(*b*) De Moor. cogit. p. 38.

la maffe du fang à 25 livres. Suivant *Keill*, la quantité de ce fluide fe monte à 150 livres, dans le corps d'un homme qui pefe 260 livres : il fonde cette opinion fur le rapport qu'il trouva entre la folidité des parois de l'aorte & la quantité de fang que ce vaiffeau contient; mais on faifit aifément le défaut d'exactitude de cette méthode, & M. *Senac* l'a démontré d'une maniere très convaincante (*a*). *Harvei* ne compte que 10 livres de fang ; *Dumoulin* n'en compte que 8 livres, & voici comment ce dernier raifonne : dans une brebis, dit-il, je n'ai trouvé que $5\frac{1}{4}$ livres; un agneau n'en contient que $1\frac{1}{2}$ livre : comparant ce poids avec celui du corps de ces animaux, & en me fervant de la même analogie par rapport à l'homme,

----

(*a*) Trait. de la ftruct. du cœur, T. II. c. 5, p. 145.

le corps de ce dernier pefant 160 livres, n'en doit contenir que 8. *Senac*
démontre encore la fauffeté de cette
opinion d'une maniere très fatisfai-
fante : il réfute également bien le fentiment de ceux qui ont voulu déterminer la quantité du fang par celle qui
s'écoule dans certaines hémorrhagies (*a*).
Nous renvoyons à l'excellent Ouvrage
de ce célebre Phyfiologiftes, parceque
nous ne pouvons point nous permettre
de trop longues digreffions, fur-tout
fur des queftions que nous n'oferions
efpérer de réfoudre.

151. Si on eft peu d'accord fur la
quantité de fang qui circule dans les
vaiffeaux de notre corps, on ne s'ac-
corde pas plus fur la quantité de celui
qui entre dans les ventricules à chaque
dilatation du cœur. Il paroît cependant
au premier abord, qu'il ne s'agiroit

____

(*a*) Anat. d'Heifter, T. II. p. 309.

que de mesurer exactement ces capacités : or nous avons déja fait observer (101) combien il étoit difficile d'exécuter cette opération ; d'ailleurs personne n'ignore que la grandeur de ces ventricules varie dans différens sujets. Malgré ces difficultés insurmontables, *Helvetius* (a) prétend que le ventricule droit contient 2 onc. & 1 drag. de sang, & que le ventricule gauche n'en contient que 2 onces moins une drag. Le même Observateur nous apprend qu'il a trouvé des cœurs dont le ventricule droit contenoit 2 $\frac{1}{2}$ onces de sang, & le gauche 2 onc. 1 drag. Le D. *Dehaller* dit avoir observé que le ventricule droit contenoit 3 onces d'eau. *Santorini* soutient que le même ventricule peut en contenir 5 onces ; ce qui ne peut venir, ou que du défaut d'exactitude dans les

---

a) Mem. de l'Acad. des Scienc.

moyens dont on s'eſt ſervi pour meſu-
rer les capacités, ou de la variété de
leurs dimenſions.

Mais quand il ſeroit vrai de dire
que les dimenſions des ventricules ſe-
roient conſtamment les mêmes, la
queſtion ne m'en paroîtroit pas moins
difficile à réſoudre ; car, comme le
remarque très bien *Senac* (a), il faudroit s'aſſurer ſi les ventricules ſe vuident entiérement à chaque contraction. *Lower*, à la vérité, tient pour
l'affirmative (b), parceque, ſuivant
les obſervations qu'il a faites, les ventricules du cœur des animaux qui
viennent de naître, ceux des gre-
nouilles, des anguilles, des ſerpens,
lui ont toujours paru ſe vuider entiérement à chaque contraction. Mais

---

(a) Trait. de la ſtruct. du cœur, T. I.
p. 347.
(b) Lower, traité du cœur.

les observations du célebre *Senac*, qui me paroiſſent plus exactes, nous démontrent le contraire. Si on lie, dit-il, la veine cave d'un chien, il reſte du ſang dans l'oreillette droite & dans le ventricule droit ; cependant la contraction, qui arrive au cœur pendant la ligature, devroit chaſſer ce fluide. On ne peut donc point déterminer exactement la quantité de ſang qui entre dans les ventricules du cœur, pendant leurs dilatations.

153. La derniere queſtion, qui nous reſte à traiter pour terminer ce que nous nous ſommes propoſé de dire ſur cette matiere, me paroît auſſi difficile à réſoudre que les précédentes. Les Phyſiologiſtes ne ſont pas plus d'accord entr'eux ſur la vîteſſe avec laquelle le ſang circule. M. *Halles* (a) crut avoir trouvé, par les obſervations

______

(a) Halles hæmaſtatique.

qu'il fît, que le sang parcouroit un
pouce d'espace en une minute & de-
mie. Suivant *Lewenhoek* (a), il parcourt un espace quadruple en une minute. Suivant *Keill*, il parcourt 78
pieds dans le même temps. *Noguez*,
qui a embrassé l'hypothèse de ce dernier, ne lui fait parcourir que 52
pieds dans le même temps. Et, s'il s'est
éloigné de la vérité, on ne peut néanmoins disconvenir quë son calcul ne
soit fort ingénieux. Le voici tel qu'il
le donne (b).

Chaque ventricule est capable de
recevoir une once de sang & même
davantage. On peut donc supposer,
sans craindre de se tromper, qu'il
pousse une once de sang dans chaque
sistole. Or le cœur se contracte environ 4000 fois dans l'espace d'une heu-

---

(a) Lewenhoek arcan. nat.

(b) Noguez anat. p. 236.

re, plus ou moins, suivant le tempé-
rement, le sexe & l'âge. Il passe
donc à travers le cœur 4000 onces
de sang par heure, ou 250 livres.

On suppose communément que la
masse du sang n'excéde pas 25 livres.
Dans cette supposition, une quantité égale à toute la masse du sang,
doit passer 10 fois par heure par le
cœur; c'est-à-dire, une once en 6 minutes ou environ. Si le cœur se contracte 80 fois dans une minute, il
en passera alors 25 livres à travers les
ventricules, une fois en 5 minutes,
ou bien 12 fois par heure.

Maintenant, après avoir déterminé
le nombre de battemens du cœur dans
un temps donné, la quantité de sang
que le ventricule gauche pousse à
chaque pulsation & le diametre de
l'aorte, il sera aisé de trouver avec
quel degré de vîtesse le sang se meut
dans l'aorte; car la vîtesse avec la-

quelle un fluide fort de quelqu'orifice que ce foit, en coulant d'une maniere uniforme, & toujours dans la même quantité, eft égal à la vîteffe d'un corps qui décrit un efpace de même longueur qu'un cylindre, dont la bafe feroit égale à l'orifice, & dont la longueur eft égale à la quantité de fluide qui coule dans le même temps.

Suppofons maintenant que le cœur fe contracte 80 fois dans une minute, & qu'à chaque fiftole, il pouffe dans l'aorte une once de fang dont le volume égal $1,659$ pouces; par conféquent 80 onces feront $132,720$ pouces. On a trouvé que le diametre de l'aorte $= 0,73$ pouces; conféquement fon orifice $= 0,4187$. Si on divife donc $132,720$ par $0,4187$, on aura pour quotient un nombre de pouces, lequel étant réduit en pieds, fera $= 26$, & qui exprimera la longueur du cylindre, ou de l'efpace que

le sang parcourt dans une minute, en
supposant qu'il sort toujours du cœur
avec la même vîtesse. Mais, comme
nous devons avoir égard à la diastole
du cœur qui dure pour le moins la
moitié du temps d'une pulsation, il
faut convenir qu'il sort 80 onces de
sang, pendant une demi minute; ce
qui double la vîtesse que nous venons
de trouver: il parcourt donc un espace de 52 pieds par minutes.

Tout ingénieux que soit ce calcul,
nous ne le donnons que pour ce qu'il
vaut; & nous sommes très persuadés
qu'on ne pourra jamais parvenir à
assigner la vîtesse exacte du sang. On
peut consulter ce que dit le célebre
Senac (a), sur la difficulté de déterminer cette vîtesse.

(a) Traité de la struct. du cœur. T. II. p. 157.

Fin du Tome premier.

Fig. 1.
M
H
X
E
R
D
C
A F
G
B

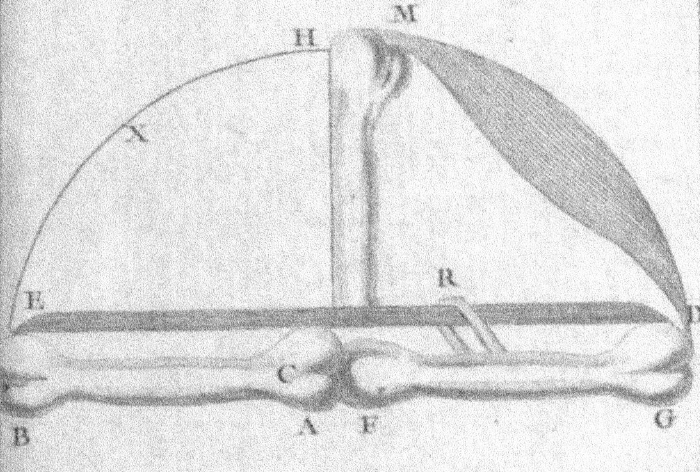